臨床に一滴！

デンタル
アロマセラピー

Dental  Aromatherapy

日本デンタルアロマセラピー協会／監修

中村真理・柿木保明／編著

JN252875

医歯薬出版株式会社

This book was originally published in Japanese
under the title of :

RINSHO-NI ITTEKI!
DENTARU AROMA SERAPI
(Dental Aromatherapy - A fragrant drop in your practice)

Editors :

NAKAMURA, Mari
　Dental Hygienist
　Dentistry, Kitakyushu Municipal Medical Center

KAKINOKI, Yasuaki
　Professor
　Division of Special Needs and Geriatric Dentistry
　Kyushu Dental University

© 2017 1st ed.

ISHIYAKU PUBLISHERS, INC.
　7-10, Honkomagome 1 chome, Bunkyo-ku,
　Tokyo 113-8612, Japan

はじめに

　道を歩いているときに，風に漂う金木犀の香りから昔住んでいた街が頭に浮かんだり，すれ違った人の香水の匂いから特定の人を思い出したり——このように，香りで何かの記憶が蘇るという経験がある方は多いと思います．実は嗅覚は人間の五感のなかで唯一，大脳辺縁系と直接つながっている感覚であり，先述した"記憶"をはじめ，感情や自律神経，免疫系などのさまざまな機能と深い結びつきがあります．この「香り」を活用する療法が「アロマセラピー」です．

　アロマセラピーが日本に紹介されて30年以上が経ち，現在ではもはや「アロマ」という言葉がつく商品はめずらしいものではなくなりました．また，アロマセラピーは多くの医学研究で着目されており，歯科領域においても，臨床でアロマセラピーが応用されはじめてから10年以上が経過しました．これまでの臨床研究から，アロマセラピーによって歯科治療中の痛みを緩和できること，患者さんへの指導に活かせること，口腔周囲筋の緊張を和らげ，口腔機能の回復・向上に効果があること，そしてそのメカニズムと活用法についてもわかってきています．

　本書では，アロマセラピーが患者さんのQOLを向上させ，口腔はもちろん，心身のケアのサポートとしても効果を発揮することを示すとともに，さまざまな歯科臨床で応用する際の具体的な方法や注意点についてご紹介します．ぜひ現場でご活用いただき，また日々の診療などで疲れやストレスが溜まっている皆さんご自身にもお試しいただけますと幸いです．

　本書の刊行に際して，快く撮影のご同意・ご協力をいただいた皆さま方に心から感謝申し上げます．今後，デンタルアロマセラピーの知識と技術，そして"心"が広まることが，口腔症状に悩まされている方々の手助けになり，また身体面や心理面のバランスを取り戻すきっかけになることを祈念しています．

2017年8月

　　　　　　　中村 真理・柿木 保明（日本デンタルアロマセラピー協会）

Contents

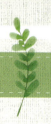

（撮影協力）

九州歯科大学附属病院口腔環境科［高齢者歯科・摂食機能リハビリ科］，北九州市立医療センター歯科 口腔ケア外来，福田歯科クリニック／岡山デンタルアロマセンター（岡山市），日本デンタルアロマセラピー協会，白水貿易㈱（ソプロケアご提供）

※日本デンタルアロマセラピー協会（JDAA）の研究では，日本アロマ環境協会（AEAJ）が示す一般的なアロマセラピーの目的，安全な濃度，活用の基準に則って，歯科領域で患者さんに対してアロマセラピーを行っています．本書でご紹介するのはその基準のもとで効果が認められた活用法であり，精油を内服させたり，高濃度の精油を作用させたりするものではありません

※本書の写真はすべて許諾を得て掲載しています

CHAPTER 1
アロマセラピーを知ろう

「アロマセラピー」とは何でしょうか？
まずはアロマセラピーの概要や歴史に触れてみましょう！

アロマセラピーとは？

アロマは「芳香」，セラピーは「療法」を意味し，一般に日本語では「芳香療法」と訳されます．フランス語では「Aroma therapie（アロマテラピー）」，英語では「Aroma therapy（アロマセラピー）」となり，どちらも同じ芳香療法を意味します[※]．

アロマセラピーは，ハーブなどの芳香植物の葉，花，果皮，果実，根，樹脂，種などから抽出される「精油」（図1）を用いた自然療法（Natural Medicine＝自然医学）の1つです[1]．精油の濃度を用途に応じて調整し，芳香浴法，吸入法，沐浴法，トリートメント法など，目的に応じた活用法で心身へ効果的に精油を作用させることで，リラクゼーションやリフレッシュ，美容や健康の維持と促進を期待できることが知られています[2]（表1）．

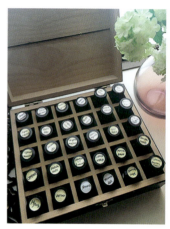

図1　さまざまな精油

表1　一般的なアロマセラピーの目的
AEAJによるアロマセラピーの定義

1）リラクゼーションやリフレッシュに役立てる
2）美と健康の増進
3）身体や精神の恒常性の維持と促進を図る
4）身体や精神の不調を改善し，正常な健康を取り戻す

※ （公社）日本アロマ環境協会（AEAJ）の表記は「アロマテラピー」ですが，本書では英語読みの「アロマセラピー」で統一しています

一般的な精油の活用法

アロマセラピーにおいて，精油にはさまざまな利用法があります．その
なかでも，一般的によく活用される方法をご紹介します．

① 芳香浴法

芳香拡散器（ディフューザー，図2）やアロマランプなどを用いて精油
を空間に拡散させる，もっとも一般的な方法です．

② 沐浴法（入浴法）

【全身浴】

浴槽に<u>5滴以下</u>の精油を落としてよくかき混ぜ，香りの湯気が立ち上
がったところでゆっくりと入浴します．リラックスを目的とした方法です
が，すこし熱めの湯で短時間入浴すると，目覚めの効果もあります．

【半身浴】

浴槽にみぞおちまでつかる適度の湯を張り，<u>3滴以下</u>の精油を落として
よくかき混ぜ，汗が十分出るまでつかります．半身浴は体力の消耗や循環
器への負担を避け，全身を温めることができます．

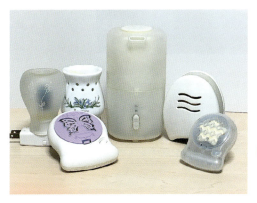

図2　さまざまな芳香拡散器
（ディフューザー）
芳香させたい空間の広さなどに
よって使い分ける

【部分浴】

手浴：洗面器に湯を張り，<u>3滴以下</u>の精油を落とし，よくかき混ぜて手首までを浸します．風邪などで体調を崩し，全身浴を控えているときや，気分転換の際に便利な方法です．

足浴：大きめの洗面器やバケツに半分くらいの湯を張り，<u>3滴以下</u>の精油を落とし，よくかき混ぜたら両足首まで浸します．座りながらできるため，高齢者や体力の衰えている方でも行えます．

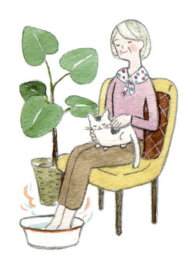

③ 吸入法

　精油をハンカチやガーゼなどに1〜2滴落とし，精油成分を積極的に吸収する方法です．蒸気吸入法は，洗面器やマグカップなどに熱めの湯を張り，3滴以下の精油を落として立ち上る香りの湯気を吸入する方法で，呼吸器系の不調を緩和するほか，リラクゼーション，水分不足の肌へのスキンケアとして活用できます．

④ 湿布法

　洗面器にお湯または冷水を入れ，<u>3滴以下</u>の精油を滴下し，タオルを浸して絞り，患部に当てます．慢性トラブルには温湿布，急性トラブルには冷湿布を用います．

⑤ トリートメント法

　精油を植物油（キャリアオイル，p.38参照）で希釈したトリートメントオイルを身体に塗ったりさすったりする用法を，「アロマセラピートリートメント（マッサージ）」といいます．通常1%以下に希釈して用います．

アロマセラピーの作用を知ろう

① 薬理作用

　経皮吸収・患部への塗布などにより，調整される精油の濃度に応じて身体への作用が期待できます．

② 精神への生理作用

　香りによる嗅覚刺激が精神への生理作用を引き起こし，心身のリラクゼーション，リフレッシュをもたらします．また，大脳辺縁系，視床下部へ作用し，生体の恒常性に働きかけます．

③ 理学的作用

　マッサージなどのトリートメント法（手技療法）で，骨と筋肉の癒着を解消することで関節の可動性が増し，血行の促進作用が期待できます．

④ 心理作用

　コミュニケーションやカウンセリングなどの場面で香りを介したヒーリング効果を発揮し，心と身体のバランスを整えることで，生活習慣の改善やQOLの向上などが期待できます．この心理作用は，アロマセラピートリートメントなどでは，セラピストとクライアントのラポール（相互信頼の関係）から，母子のデンタルアロマタッチング（p.104参照）ではボンディング（絆の強化）から生まれます．

精油から作られた薬

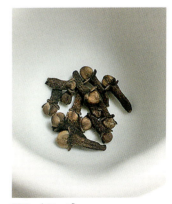

　それぞれの芳香植物から抽出される精油は，植物によって芳香粒子の含まれる種類や割合，作用が異なり，各精油独自の薬理作用として特性が現れます．たとえば，古くから歯痛を和らげる薬として用いられてきたクローブ（図3）は料理やお菓子作り，リキュールにも使われるスパイスの1つです．この精油はフトモ

図3　クローブ

モ科の植物の花のつぼみを乾燥させたものを水蒸気蒸留して採油しますが，精油の主成分である「オイゲノール」の強い防腐，殺菌・鎮痛作用が特徴で，「ユージノール（丁子油）」として現在も使用されています．このユージノールと酸化亜鉛を混ぜたものが，歯内療法などで使われる「ネオダイン（図4）」です．

　キク科のカモミールは，植物の種類によってカモミール・ローマンとカモミール・ジャーマンに分けられますが，カモミール・ジャーマンの精油に含まれる「カマズレン」は，青い色をしています（図5）．このカマズレンを化学合成したものが，抗炎症作用，抗アレルギー作用，鎮掻痒作用のある「アズレン」で，青いうがい薬の「アズノール」や「アズノール軟膏」に含まれています．

　ほかにも，アーモンドオイルなどの植物油にカモミールのドライハーブ（図6）を漬け込み，有効成分を抽出させた「浸剤」を乾燥肌やおむつかぶれの肌に塗ると，痒みや炎症を和らげてくれます．ユーカリには気道分泌腺の機能亢進作用などがあり，風邪や喘息のときに胸やのどに塗るヴィックスヴェポラップ（P＆G）に使われています[1]．

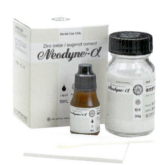

図4　ネオダインα/ネオ製薬工業

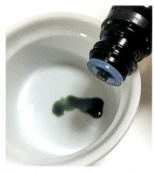

図5　カモミール・ジャーマンの精油

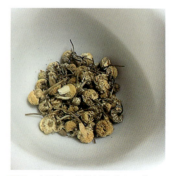

図6　カモミールのドライハーブ

補完代替医療としてのアロマセラピー

近年における医療では，身体の治療だけでなく，病気の原因となるストレスケアまでを含めた「ホリスティック医学」という概念が注目されています．アロマセラピーも，疾病の予防や治療を目的とした「補完代替医療（Complementary and Alternative Medicine：CAM）」（図7）の1つとして，医療や看護，緩和ケア，介護の現場などのさまざまな専門領域での研究成果が報告されています．

また，医療現場において行うアロマセラピーを「メディカルアロマセラピー」といい，すべての療法において精油を用います．身体に精油を取り込むにはさまざまな方法がありますが，いずれも精油の薬理作用による診療時のリラックス効果や症状の改善，予防を主目的として行われています（表2）．

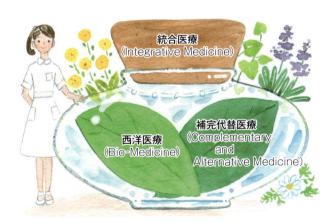

図7　補完代替医療とは？
東洋医学などの伝統療法や，食事療法，アロマセラピー，心理療法などを含む西洋医療以外の療法を総称して「補完代替医療」という．「統合医療」では西洋医療と補完代替医療を統合し，個々の患者さんに適切な治療とケアを行う

表2 各専門科における具体的なメディカルアロマセラピー活用例

医科領域
産婦人科：分娩促進，浮腫改善，マタニティブルーの改善
心療内科：パニック発作，摂食障害，睡眠障害の改善
整形外科：リハビリテーション
皮膚科：皮膚疾患，褥瘡など（精油を希釈して塗布）
手術室：術前導入としての吸入（鎮痛効果）

看護領域
緩和ケア病棟，専用施設：痛みの緩和，最期を迎える人々へのケア
訪問看護：リハビリテーション，清拭

介護領域
老人福祉施設：環境整備，足浴，手浴，清拭，リハビリテーション

歯科領域[3]
歯科診療室の環境整備，不安緊張緩和，口腔内塗布，うがい，口腔ケア，口腔リハビリテーション，顎関節症の筋痛の緩和，ドライマウス，舌痛，口腔周囲筋の疼痛緩和，夜間の歯ぎしりやTCHのコントロール

① 疾病の治療における応用

　アロマセラピーに精通した医師により，精油は内服，または外用（座薬・塗布など）として，食品や化粧品などの認可の範囲で用いられます．いずれも経鼻，経皮，経口によって心身に精油の薬理成分を取り込み，薬理作用を期待するものです．そのため，患者さんの個体を年代別，病気別，治療法別に考慮し，精油の選択と適応を考える必要があります．また精油は薬理効果，安全性，使用禁忌や注意点，さらには患者さんの好みなどを考慮して選択し，成分分析表（p.37参照）つきのものを使用します．

② 看護・介護分野における応用

　病院や施設において，母性看護，小児看護，在宅・訪問看護，成人看護，老年看護，精神看護といったさまざまな看護分野をはじめ，手術室や

リハビリテーション，がん患者のケア（疼痛・吐き気などへの療法），周術期や終末期において応用されています．おもに，アロマセラピストやアロマセラピストの資格をもつ看護師により，アロマセラピートリートメントなどをとおして活用されます（図8，表3）．

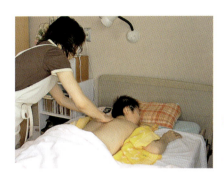

図8　アロマセラピートリートメント
アロマセラピストの資格をもつ看護師によるトリートメント（聖ヨハネ病院（北九州市）の緩和ケア病棟にて）

表3　看護・介護領域における精油の具体的な活用法
＊は介護の現場における活用を示す

1）芳香浴（ディフューザーやスプレーでの室内芳香浴，蒸気吸入法などによる）＊
2）トリートメント法に用いるクリームやジェル（筋肉の痛みなどの緩和，ストレス軽減，関節リウマチなどの患者に対するリハビリテーション時ほか）
3）湿布法
4）手浴，足浴に使うスクラブやバスソルト
5）経鼻，経皮，経口（口腔ケア，うがいなど）
6）環境整備（空間の抗菌など）＊
7）洗面および清拭＊
8）処置前後における吸入法
9）ネブライザーへの応用
10）香りを使ったアロマクラフトの作成＊（レクリエーション時など）

③ アロマセラピー外来における適用

　「アロマセラピー外来（芳香療法外来）」を標榜し，カウンセリングルームなどでアロマセラピートリートメントを行っている医療機関もあります（図9）．特に精神科や緩和ケア病棟では，疾患に関連した不快症状および疼痛の緩和を目的としたアロマセラピートリートメントが必要とされることも多く，なかには「芳香療法担当看護師」（IFA，AEAJ認定アロマセラピストなどの資格をもった看護師兼アロマセラピスト）が常在し，セルフケアの相談，生活指導を行っている施設などもあります[4, 5]．

　また歯科領域でも，歯科医院や大学病院などで，臨床にアロマセラピーを取り入れて成果を上げているところもあります．

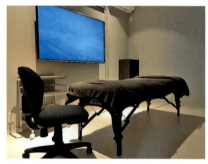

図9　岡山デンタルアロマセンター（岡山市）内のアロマセラピールーム

世界各国のアロマセラピー

① イギリス

　1985年，イギリスにおいて世界で最初の職業的なアロマセラピー団体である国際アロマセラピスト連盟（The International Federation of Aromatherapy：IFA）が発足しました．そして1988年，IFA内に介護アロマセラピー（Aromatherapy in Care：AIC）が設立され，アロマセラピー関連の資格をもつ医療従事者らによる講演，研究論文提出などを通じて，イギリス医学会が正式にアロマセラピーを承認しました．

　現在，国民健康保険診療でもっとも広く行われている補完代替医療（p.13参照）として，ホスピスや，学習障害者のためのセンターにおいてアロマセラピストが活動しています．また実地訓練，解剖学，生理学，カウンセリングなどの技術も必要とされ，その教育が進んでいます．ちなみにアロマセラピートリートメント（マッサージ）は，イギリスが発祥地です．

② フランス

　補完代替医療にアロマセラピーが用いられており，多く医師，薬局のほか，いくつかの分析学研究室と微生物学研究室がアロマセラピー，フィトテラピー（植物療法）にかかわっています．フランスには「アロマセラピスト」という職業は存在せず，精油を身体に用いるトリートメント法は最近になって知られるようになりました．医師の行うメディカルアロマセラピーでは，精油を外用および内用（経口投与や坐剤投与）で用いますが，外用では通常，イギリスで用いられる濃度よりも高いものが適用されます．またフランスには，医療用の精油を各種取りそろえた薬局が数百軒存在しています（図10）．

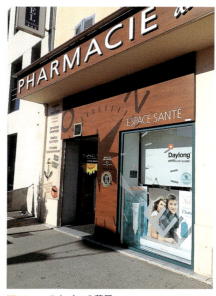

図10　マルセイユの薬局
フランスの薬局では精油が販売されている

③ アイルランド

　緩和ケア病棟やエイズクリニックなどで補完代替医療が導入されており，医療におけるアロマセラピーが急速に発展しています．カトリック教会を母体とする聖ジョーン慈善修道会では，精神医学的な治療，高齢者，学習障害者に対する奉仕活動を行っており，スタッフにアロマセラピーに関する教育，訓練の支援を行っています．

④ オーストラリア

　IFAと国際プロフェッショナルアロマセラピスト連盟（the International

Federation of Professional Aromatherapists：IFPA）のオーストラリア支部が認定するアロマセラピストの免許を取得した看護師により，医療現場でアロマセラピートリートメントが行われています．

⑤ アメリカ

　アメリカでアロマセラピーが最初に登場したのは，カリフォルニア州とされています．国民健康保険制度がないなか，頭痛や肩こりなどの不快な症状に対して有効性が注目されているのが，看護師によるアロマセラピートリートメントです．またアメリカ国立衛生研究所では，国立補完統合衛生センター（National Center for Complementary and Integrative Health：NCCIH）が設立され，さらには世界保健機関（WHO），アメリカ食品医薬品局，コロンビア大学補完代替医療研究センター，テキサス大学MDアンダーソンがんセンターなどで補完代替医療の導入，研究が進められています．

⑥ 南アフリカ

　南アフリカにおけるアロマセラピーは，病院と緩和ケア病棟でボランティアによって行われています．南アフリカアロマセラピスト協会の「アロマケア計画」に基づいて，ケープタウンの国立基幹病院（Groote Schuur病院）の血液内科で，おもに白血病患者の看護にアロマセラピートリートメントが提供されています．対象のなかには骨髄移植患者もおり，毎週の足と手，背中や肩へのアロマセラピートリートメントが四肢の浮腫改善や骨転移に伴う頭痛の緩和などの効果をもたらすこと，またリラクゼーションと幸福感の誘導とともに，ストレスと筋肉緊張の軽減に有用であることが示されています．

⑦ ドイツ

　法律上，アロマセラピーが行えるのは国家資格である医師とハイルプラクティカー（補完代替医師）だけで，その他の医療従事者は，皮膚乾燥や

頭痛などの軽い症状の緩和にのみ，精油の使用が認められています．アロマセラピートリートメント（マッサージ）の訓練を受けた看護師は，公認資格がなくても精油を身体に適用することができます．

⑧ スイス

「アロマセラピスト」の称号は公認の医療資格保持者に限定されています．精油使用に関する訓練を受けながらも，医療上の資格を有しない者は「アロマトロジスト」とよばれています[2]．

⑨ 日本

日本では，1980年代に海外からのアロマセラピーが紹介され，美容やリラクゼーションのための手段として広がりました．1996年に医学者，アロマセラピスト，愛好家，関連企業が参加する日本最大のアロマセラピーの団体として「日本アロマテラピー協会」（後のAEAJ）が設立され，現在ではアロマセラピストなどの育成（表4）や，医療従事者へのアロマセ

表4 AEAJが定めている資格

アロマテラピーアドバイザー
安全なアロマテラピーを社会に広め，香りの効用を啓発する資格

アロマテラピーインストラクター
精油の薬理作用や健康学，解剖生理学の知識を習得し，一般の人がアロマテラピーを深く学び，生活のなかで利用できるように指導する能力を有する資格

アロマセラピスト
クライアントの健康状態を把握したうえで，安全で適切なアロマテラピーを提供し，ホリスティックな施術ができる能力をもつ資格．精油の専門知識に加え，アロマテラピーによる心理作用や身体への作用について解剖生理学，理学，衛生学などを学ぶ

※いずれも非医療従事者によるアロマセラピーを勧めるものではない

ラピー教育などを目的とする団体が各専門領域で設立され，チーム医療におけるアロマセラピストの活動や，医療者による研究報告などが進められています（図11，表5）[6].

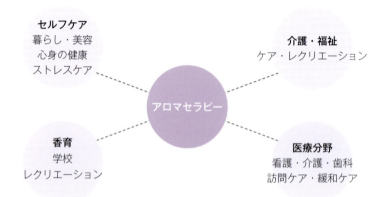

セルフケア
暮らし・美容
心身の健康
ストレスケア

介護・福祉
ケア・レクリエーション

アロマセラピー

香育
学校
レクリエーション

医療分野
看護・介護・歯科
訪問ケア・緩和ケア

図11　日本におけるアロマセラピーの広がり

表5　日本においてアロマセラピーの研究報告がされている学会
歯科関連学会でもすでに多くの研究が進められている

日本アロマセラピー学会，日本アロマケア学会，NPO法人日本ホリスティック医学協会，日本代替医療学会，日本意識障害学会，日本心身医学会，日本心療内科学会，日本健康心理学会，日本認知症ケア学会，日本療養病床協会全国研究会，日本糖尿病教育・看護学会，日本感性福祉学会，など

歯科関連学会
日本歯科心身医学会，日本障害者歯科学会，日本歯科衛生学会

アロマセラピーの歴史

① 紀元前の植物療法～アロマセラピーの源流

　古代エジプト人は紀元前3000年ごろから芳香植物をオイルに漬け込んだ浸剤を治療に用いたり，薫香※として焚いたり（図12, 13），またミイラを作る際に芳香植物を殺菌や防腐のために用いたりしていました．その後，エジプト人から芳香植物の医学的知識を受け継いだ古代ギリシャ人は，植物の香りが人間をリフレッシュさせたり，リラックスさせたりする心理的作用をもっていることに気づきました．この植物療法は，17世紀に化学合成薬が登場するまで，生活に取り入れられていました．一方，紀元前には東洋の植物療法も同じく，インドでは「アーユルヴェーダ」が，中国では「中医学」（日本では後に「漢方医学」）が発達しました．

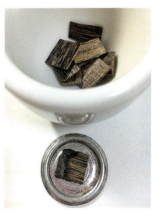

図12　沈香の薫香

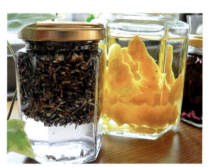

図13　ラベンダーとオレンジの果皮の浸剤
現代でもカクテルやチンキとして使用することができる

※ 薫香……乳香や没薬（もつやく），白檀（びゃくだん）などの樹脂や葉などを燻したり，焚いたりして香りを利用する方法で，病気や治療の神への捧げ物として宗教や呪術の儀式に行われた．現代の日本でも茶道などでは，心身を鎮めるため，また茶席の炭の臭気や空気の浄化のために白檀，沈香（じんこう），麝香（じゃこう）などの薫香が行われる

高価であった芳香植物

　新約聖書のなかに，チベット地方原産のスパイクナルドを油に浸出させた「ナルドの香油」が登場します．当時は埋葬の際に遺体に香油を塗るという慣習があり，マグダラのマリアが自分の髪の毛を使い，ナルドの香油で死の直前のキリストの足を拭いたとされています．

　また，新約聖書の言い伝えでは，キリストが誕生した際に東方の三賢人が馬屋で黄金，乳香，没薬を捧げたといわれています．当時，乳香と没薬は歯科治療にも使用されていたといわれ，黄金と同じくらい高価で貴重なものであり，救世主に捧げる品としてふさわしいものでした．

② 芳香植物を用いた医学の始まり

　医学や哲学が誕生した古代ギリシャでは，「医学の父」とよばれる医師ヒポクラテス（紀元前460～377年）が著した「ヒポクラテス全集」のなかの治療薬に芳香植物が含まれ，芳香植物を生のまま，もしくは乾燥させて燻蒸することが治療法の1つとして用いられていました．また，「植物学の祖」といわれる哲学者テオフラストス（紀元前373～287年）は，芳香植物を科学的に分類し，500種類に及ぶ植物を記載した「植物誌」にまとめました．

　古代ギリシャの医学，薬学は古代ローマに受け継がれ，ローマ帝国において皇帝ネロの軍医であったディオスコリデス（40～90年）は，約600種類の植物の産地，効能，薬としての調合方法などを「マテリア・メディカ（薬物誌）」にまとめました．また皇帝ネロ（37～68年）の時代は，「テルマエ」とよばれる公衆浴場で香り高いバラの香油を身体に塗り，またほかの多くの香油もマッサージや垢擦りに利用されるなど，一般市民も香りを贅沢に使用していました．

　77年には博物学者であり政治家，軍人でもあるプリニウス（23～79年）が，百科事典的な書物である「博物誌」をまとめました．このなかには植物や薬草についても多く述べられています．また，ヒポクラテスとともに医学の権威であるガレノス（129～199年）は，現在の軟膏の原型を最初に

作り出した人物です．ミツロウ，植物油，水を乳化して作られ，クリーム
の使用感が冷たいことから「ガレノスのコールドクリーム」とよばれ，そ
の処方は現代に受け継がれています．

　古代中国においては，2〜3世紀の漢の時代に「神農本草経」がまとめら
れました．これは，西洋の「マテリア・メディカ」と並んで有名な東洋の
薬草学書です．そして5世紀末に陶　弘景（456〜536年）により再編纂
「神農本草経集注」という形で現在に伝えられ，これらの本草学はのちに
中医学として確立します．

③「精油」の始まり

　中世には，十字軍の遠征などによって各地のハーブや薬草，アラビア医
学，精油蒸留法がヨーロッパへ伝わり，これらの植物療法を中心とする医
学が体系化されました．「医学典範（カノン）」の著者でもあるアラビアの
医師イブン・シーナ（ラテン名：アヴィケンナ・アビセンナ）は錬金術の
実験をとおして精油の蒸留法を完成させ，ローズウォーターなどの芳香蒸
留水や精油を治療に用いました．この時代（980〜1037年）以前の植物療
法では，植物の浸出油・浸出液を使っていましたが，イブン・シーナが確
立した蒸留法により，生活に精油が用いられるようになりました．

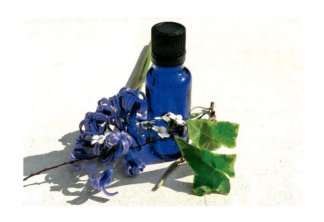

④ 僧院医学（修道院医学）からハーブ医学へ

「若返りの水」として有名なハンガリアンウォーターが生まれた修道院や教会を中心に起こった薬草中心の「僧院医学」の発展は，医学校（現在の医科大学）の開設を導きました（図14）．17世紀当時，ヨーロッパ社会を揺るがしたペスト（黒死病）の流行時に対策として行われたのは，ハーブやスパイス，樹木，樹脂を用いた街頭での燻蒸です．また，クローブなどを詰め込んだポマンダーを魔除けに身につけたりもされました．ポマンダーは現代でもオレンジなどの果実とクローブで作ることができ，香りとともに楽しまれています．

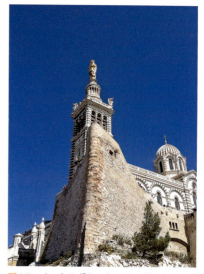

図14　ノートルダム・ド・ラ・ガルド大聖堂（フランス，マルセイユ）
僧院医学の発展を助けた修道院の1つ

 若返りの水「ハンガリアンウォーター」のエピソード

　14世紀ころ，修道女により手足の痛み止めとして「ハンガリアンウォーター」がハンガリー王妃に献上されたところ，若返りの効果もあり，王妃は70代にして隣国の王子にプロポーズされたというエピソードがあります．純度の高いアルコールとローズマリーを用いて作られ，治療薬，化粧水などとして用いられましたが，当時は薬や化粧品と飲料の区別がされていなかったことから，飲んだり，マッサージにも使われていました．

⑤ ハーバリストたちの活躍

　16世紀に入ると薬用植物に関する書物の普及に伴い，「ハーバリスト」とよばれる人たちがイギリスを中心に活躍しました．ジョン・ジェラードはイギ

リスに薬草園を開き「本草書」を，ジョン・パーキンソンは「広範囲の本草学書」を著しました．また，ニコラス・カルペパーは「The English Physician」を著し，薬草やハーブに関する知識と占星術を結びつけて解説しました．

16世紀ころより，ヨーロッパの王侯貴族の間では，植物から抽出された香料が大ブームとなります．17世紀末には，ドイツの町ケルンで，イタリア人の理髪師であったフェミニスが香水や胃薬としての役割をもつ「オーアドミラブル（すばらしい水）」を創作し，好評を博しました．これは最古の香水としても有名で，「ケルンの水」ともよばれ，現在の「オーデコロン」として知られています．

⑥ アロマセラピーの登場

アロマセラピーの本格的な研究が始まったのは，1930年代のフランスです．フランス人化学者であるルネ・モーリス・ガットフォセは，自身が実験中に負った大やけどにラベンダー精油を使用したところ，著しい効果を上げたことから，香りのある精油の治療効果に着目しました．ガットフォセはこの治療法に「アロマテラピー」と名づけ，研究を重ねたのち，1937年に同名の本を出版し，世に広がりました．「アロマテラピー」という用語は，ガットフォセが「芳香（aroma）」と「療法（therapie/英語ではtherapy）」を組み合わせてつくった造語です．また，フランスの軍医ジャン・バルネは，第一次世界大戦で負傷した兵士の治療に精油の抗菌，殺菌，強壮，鎮痛効果などを応用し，その効果について著書「植物＝芳香療法」にまとめています．

こうして，医療としてのアロマセラピー（メディカルアロマセラピー）の基礎が確立した1960年代，フランスの生化学者マルグリット・モーリーは，アロマセラピーのなかに「心身の美容と健康を促す」という新しい考え方を取り入れました．特に彼女が示した精油を使ったマッサージという方法は，当時フランスで主流だった精油の内服中心，薬理作用重視であったアロマセラピーとは対照的に，個々に合わせた処方によって精神と肉体のバランスを回復させるという方法を提示しています．

表6　フランスとイギリスにおけるアロマセラピーの発展の違い

> **フランス式アロマセラピー**
> 精油の薬理作用を活用して治療に活用．使用する精油の濃度は高い
>
> **イギリス式アロマセラピー**
> 香りにより心身へ働きかけるトリートメントが主体．精油の濃度は低い

　マルグリット・モーリーが研究の成果を記した著作「Le Capital "Jeunesse"（もっとも大切なもの…若さ）」は後に英訳され，イギリスのアロマセラピーに大きな影響を与えました．その後，1980年代から各地にアロマセラピーの学校が設立され，これがイギリスの補完代替医療としてのアロマセラピー発展の原点となります（表6）．このころ，日本においてもアロマセラピーが紹介され，日本人がイギリスに渡り国際アロマセラピストの資格を取得し，日本においてもアロマセラピストの資格を取得する人がみられるようになりました．

⑦ アロマセラピーの学術的研究を進めた人々

　1920年代から1930年代にかけて活躍したイタリアの医師ガッティとカヨラは，精油の治療効果と神経系への作用，心理作用とスキンケアへの応用について共同研究を行いました．また1970年代に入って，ミラノ大学教授・植物誘導体研究所長のパオロ・ロベスティーによって，イタリアにあるオレンジ，ベルガモット，レモンなどの柑橘系の精油の香りが，神経症やうつ病に効果があることが発見されました．この研究は精神科における香りの臨床例としては世界最初のものであるといわれています．

　日本においては，随伴性陰性変動（CNV）とよばれる脳波を用いてラベンダーやジャスミンなどの香りの鎮静作用や興奮作用を実証した研究が有名です．現在は日本の医科領域においても，さまざまな専門分野でアロマセラピーの研究が進められています．

CHAPTER 2
精油を知ろう

アロマセラピーに欠かせないのが「精油」です.
ここでは精油の特性から,基本的な扱い方までを学
びましょう.

精油とは？

　AEAJの定義によると，精油（エッセンシャルオイル）とは，植物の花，葉，果皮，樹，根，種子，樹脂などから抽出した天然の素材で，有効成分を高濃度に含有した揮発性の芳香物質です．また，各植物によって特有の香りと機能，作用（効用）をもち，アロマセラピーの基本となるものです．

① 化学的にみた精油

　精油は，数十〜数百種類の有機化合物から成る混合液です．この有機化合物は植物の生命活動のなかで生み出されるもので，テルペン類，フェ

表1　精油成分の分類表

分類	代表的な作用	代表的な精油
テルペン類	殺菌，抗真菌，抗ウイルス，鎮痛	オレンジ，レモン，ティートリー
フェノール類	殺菌，免疫促進，抗ウイルス	クローブ，パチュリ，タイム
アルコール類	殺菌，消炎，抗アレルギー，抗真菌	ネロリ，クラリセージ，サンダルウッド
アルデヒド類	消炎，殺菌，抗真菌，抗ウイルス	レモングラス，メリッサ，レモン
エステル類	中枢神経抑制，鎮静，鎮痛，抗痙攣	ラベンダー，クラリセージ，ベルガモット
ケトン類	去痰，免疫促進，鎮痛，脂肪溶解	ローズマリー，ペパーミント
オキサイド類	去痰，抗ウイルス，抗菌，抗カタル	ユーカリ，ローズマリー，ペパーミント

ノール類，アルコール類，アルデヒド類，エステル類，ケトン類，オキサイド類などに分類することができ，人体に対して少量でも強い作用をもつものがあります（表1）.

② 油脂との違い

　精油は芳香性とともに揮発性のある油状の液体ですが，ごま油やなたね油などの一般にいう油とは違い，油脂成分は入っていません.「油」という文字は使われていますが，その組成はアルコールそのものといってもよいでしょう. 炭素数が少なく，お酒として飲まれる「低級アルコール」は水に溶けますが，精油は炭素数が多いので水には溶けない「高級アルコール」の部類となります. 精油を希釈するときは水ではなく，無水エタノールやウォッカ，ジンなどのアルコールを使えばきれいに溶けます.

③ 100％植物から抽出された「天然」だが，高濃度に濃縮されたもの

　精油は植物の各部位から抽出した100％天然のものですが，植物の生体内での状態とは異なり，100倍以上に濃縮されています. そのため「100％天然」といっても，人体に対して毒性をもつものがあることも知っておきましょう. また，精油の偽和品や芳香剤など，人工的に合成されたものは「天然精油」ではありません.

代表的な精油の製造法

　蒸留の過程で，植物が本来もっている成分とは異なる成分ができるのが精油の大きな特徴です. たとえば，真正ラベンダーの精油には「酢酸リナリル」という芳香物質がたくさん含まれており，すぐれた鎮痛，鎮痙作用（中枢神経抑制作用）を示します. しかしこの酢酸リナリルは，実は元のラベンダーにはあまり含まれておらず，精油を蒸留する過程で元の成分が変化して作られるものです. そのため，真正ラベンダーをハーブティーとして飲んでも精油のような作用は期待できません. このことからも，アロマセラピーはポプリやハーブティーとは別の芳香植物療法といえます.

① 水蒸気蒸留法

　水蒸気蒸留法は，精油を抽出するために
もっとも多く用いられる方法で，イブン・
シーナが1000年ごろに発明したといわれて
います（p.23参照）．蒸留器（図1, 2）で，薬
効成分が変性しないようにできるだけ低温，
低圧で時間をかけて行われます．

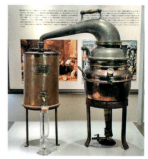

図1　精油の蒸留器（大分香りの博物館にて）

② 圧搾法

　おもに柑橘系の果皮から精油を得るときに使用する方法です．ローラー
や遠心分離機を使い，果皮に存在する精油嚢を絞ると精油が得られます．
低温で果皮を絞ることをコールドプレスといい，熱変性がないので精油は
本来の芳香を保ちますが，テルペン類の一部など，酸素に触れて変質しや
すい成分や不純物も含まれます．そのため品質劣化が早いのが特徴です
が，成分に化学変化は起こりません．

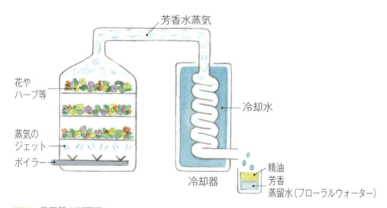

図2　蒸留器の断面図
芳香水蒸気のなかには，植物の細胞内にあり，精油成分が含まれている「油胞」がはじけ
たものが混ざっている．これを冷却水で急激に冷やすことで，精油と芳香蒸留水（フロー
ラルウォーター）に分離させ，採取する

③ 油脂吸着法

　芳香成分を吸着しやすいという油脂の性質を利用した製法です．精製して無臭にした牛脂（ヘット）や豚脂（ラード）の上に花などの植物を置いて芳香成分を油脂に移し，芳香成分を吸着して飽和状態になった油（ポマード）を作ります．このポマードからエチルアルコール処理によって油の部分を除去し，芳香成分だけを取り出します．牛脂や豚脂ではなく，植物油を用いる場合もあります．得られた芳香成分は「アブソリュート」とよびますが（図3），手間がかかるため商業的には行われていません．

④ 揮発性有機溶剤抽出法

　石油エーテル，ヘキサンなど揮発性の有機溶剤に，植物中の芳香成分を溶かし出す方法です．有機溶剤を揮発させて残った中間産物は「コンクリート」とよばれ，芳香成分とともに，花などに含まれる天然のワックス成分（ロウなど）や色素が混在しています．コンクリートに対してエチルアルコール処理を行い，ワックス成分を取り除くと「アブソリュート」や「レジノイド（図4）」などの芳香成分を得ることができます．

精油の薬理作用

　抽出される元の芳香植物によって，精油に含まれる芳香成分の種類や割合は異なります．また，個々の植物の含有成分により作用が異なり，各精油独自の薬理作用として表2に示すような特性が現れます．

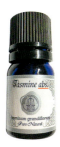

図3　アブソリュートから得られた精油

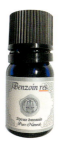

図4　レジノイドから得られた精油

表2　代表的な精油の作用

1）心身への作用

- 鎮痛作用……痛みを和らげる働き
- 鎮静作用……神経系を鎮め，心身の働きをリラックスさせる働き
- 鎮痙作用……筋肉の緊張，痙攣を鎮め，痛みを和らげる働き
- 消化促進・食欲増進作用……胃腸の消化活動を高め，食欲を増進させる働き
- ホルモン調整作用……嗅覚からの刺激によって，内分泌の中枢である視床下部と下垂体に働きかけ，ホルモン分泌を調整する働き
- 去痰作用……痰の排出を促し，痰を切る働き
- 刺激作用（トニック作用）……心身の活動を刺激し，全体または特定の器官の活動やエネルギーを増進させる働き
- 利尿作用……尿の排泄を促進させる働き
- 免疫賦活（促進）作用……免疫の働きを高め，活性化させる働き
- 強壮作用……身体の各部や全身に働きかけ，機能を活性化させたり強化する働き

2）皮膚への作用

- 収斂作用（アストリンゼント作用）……皮膚を引き締める働き
- 保湿作用（モイスチャー作用）……皮膚に潤いを与え，乾燥を防ぐ働き
- エモリエント作用……皮膚を軟らかくする働き

3）細菌やウイルス，虫に対する作用

- 殺菌，抗菌，抗ウイルス，抗真菌作用……細菌を殺す，細菌，ウイルス，真菌の増殖を抑制する働き
- 殺虫・虫除け作用……虫を殺す，虫を寄せつけないようにする働き
- 駆虫作用……腸内の寄生虫を駆除する働き

精油の作用経路

① 嗅覚からの経路

　鼻から入って嗅神経から嗅覚系を経て，大脳辺縁系，視床下部に働きかけるルートです．嗅覚刺激をとおして神経系へ刺激が伝わり，心理作用，

生理作用が期待できます（図5）．ちなみに視覚や聴覚は大脳新皮質で認識されて大脳辺縁系に伝わりますが，嗅覚刺激は大脳辺縁系に直接的に伝達されます．つまり，嗅覚は身体の調節に直接的にかかわる特殊な感覚といえます．

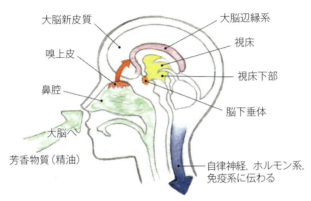

図5　嗅覚を介するルート
芳香物質は嗅上皮の嗅粘膜の嗅毛にキャッチされ，電気的インパルスが嗅神経線維から嗅球，嗅索へと伝わり，大脳辺縁系に到達する．その後視床下部を経て自律神経やホルモン系，免疫系に働きかける

 嗅神経はデリケート！

　好きな香りを嗅いでいるとき，しばらくすると「あれ？　あんまり香りを感じなくなってきた」と思うことがあります．これは，芳香成分が弱くなったわけではなく，嗅神経はデリケートであるとともに疲れやすいという特徴があるために生じる現象です．アロマセラピーでは「"香りに慣れる"ことで精油の効用が得られなくなるのではないか」という疑問が生じるかもしれませんが，香りに慣れても血液中の精油の濃度は一定に保たれるので，効果が得られなくなることはありません．

② 呼吸器（鼻，気管の粘膜，肺胞）からの経路

　吸入により，肺の中の肺胞から血管系へ入るこのルートでは，精油の芳香物質が気管支に直接作用します．その後，少量ですが肺に入り，肺胞から血液中に溶け出て循環し，各臓器や器官へも作用します（図6-①）．

③ 皮膚からの経路

　アロマセラピートリートメントなどにより肌に直接塗ることで，皮膚から皮脂腺および毛細血管に吸収され（経皮吸収），血液に入って循環して各臓器や器官などへ運ばれる，全身的な作用も期待できるルートです．このルートでは精油が直接皮膚にも作用します（図6-②）．

④ その他の経路

経口：口から入り腸管で吸収され，肝臓で代謝された後に血液により循環し，各臓器や器官に作用するルートです．このルートでは精油の芳香物質が喉（咽頭や喉頭）や舌にも直接作用します[※]．

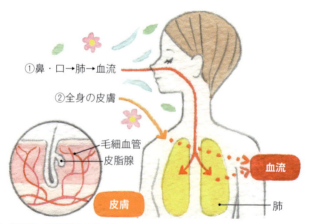

①鼻・口→肺→血流
②全身の皮膚
毛細血管
皮脂腺
血流
皮膚
肺

図6　呼吸器・皮膚からのルート
①呼吸によって体内に入った芳香物質が，肺から血管を経て全身を循環するルート
②皮膚から皮脂腺や毛細血管に吸収され，血液に入って全身を循環するルート

座薬：直腸から入り，腸管で吸収されてから肝臓で代謝され，血液の中に入って循環し，各臓器や器官に作用します．精油の芳香物質は肛門周辺や，直腸，膣，子宮体部にも直接作用します[※]．

⑤ 精油の代謝経路

嗅覚からのルート以外は血液中に取り込まれ，最終的には肝臓で分解された後に腎臓で濾過され，尿，汗，呼気，便の中に排泄されます．

精油の代表的な毒性

① 経口毒性

精油を飲み込んだ場合，消化器系から吸収されたときに消化器を痛めたり，精油成分が体内を循環して肝臓や腎臓で代謝されるときに神経組織に影響を与える神経毒性などが考えられます．

② 経皮毒性

経皮吸収された成分が，経口毒性と同じ作用を示す場合があります．

③ 皮膚刺激性

フェノール類やアルデヒド類の精油には，皮膚を刺激するものがあります．皮膚表面から浸透した成分が皮膚細胞や末梢血管を直接刺激することで反応を起こし，皮膚に炎症，紅斑，発疹，浮腫，痒み，かぶれ，荒れなどを生じさせます．

④ 粘膜刺激性

口腔，鼻腔，消化器，呼吸器，排泄器，生殖器などの粘膜組織に対し

[※] 経口や座薬のルートは十分な訓練を受けた医師や薬剤師の指示のもと，特にフランスで行われ，多くの有効例が報告されていますが，一般的には，一度に高濃度の精油を摂取することになり，粘膜刺激や全身状態，全身疾患や常用している薬などに大きく影響するため，AEAJ，JDAA（日本デンタルアロマセラピー協会）では推奨していません

て，精油成分が不快感，痛みなどの刺激を生じさせることがあります.

⑤ 神経毒性

　ローズマリーやペパーミントなどのケトン類は有益ですが，神経に対する毒性をもつので使用量や濃度に注意します. 特に癲癇^{てんかん}や高血圧の人には使用しないほうがよいでしょう.

⑥ 光毒性

　特にベルガモットや柑橘系の精油（グレープフルーツ，レモンなど）に含まれるベルガプテン（5-メトキシソラーレン）は，日光などの強い紫外線と反応し，皮膚に刺激，炎症を起こす場合があります.

⑦ 皮膚感作性（アレルギー反応）

　皮膚刺激とは異なり，免疫機構に基づく反応です. 皮膚に塗られた精油の成分が抗原となり，体内にこれに反応する抗体が作られると，抗原（精油成分）が再度侵入した際に激しい抗原抗体反応が起こり，皮膚に炎症を起こします.

精油の購入時の注意点（精油の評価法）

　精油を購入する際は，ラベルや成分分析表にて以下のことを確認しましょう.

- ・100％天然か
- ・原料の植物の学名が表示され，同定されているか（図7）
- ・成分，原産地，製造年月日，抽出部位・方法などがわかるか（成分分析表，図8）
- ・入手ルートが信頼できるものか
- ・包装や注意書きの添付など安全性の配慮がされているか
- ・遮光瓶で，一滴ずつ落ちるドロッパー性の容器，もしくはスポイトを利用している容器か

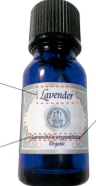

英名：*Lavender*

学名（種小名）：*angustifolia*
（アングスティフォリア）種

学名（属名）：*Lavandula*
（ラワンドゥラ）属

図7　ラベンダー精油におけるラベル表記（学名の二名法）の例
植物の学名（＝学術名）は，通常イタリック体で表記されている．植物の分類学上の所属や名称を明らかにするため，リンネが体系化した二名法（二命名法）に基づき，似た種をまとめて取り扱う分類単位の「属名」と，属名の次にくる「種小名」から構成される

分析表

精油名	LAVENDER
学名	*Lavandula angustifolia*
産地	フランス
抽出部位	花，葉
抽出方法	水蒸気蒸留法
Lot番号	060510
分析日	060516

成分	(%)
モノテルペン類	14.94
β-ミルセン	0.83
E-オシメン	6.75
Z-オシメン	4.42
リモネン	2.94
セスキテルペン類	3.30
カリオフィレン	2.92
ファルネセン	0.38
アルコール類	31.97
リナロール	26.78
ボルネオール	2.80
テルピネン-4-オール	1.33
α-テルピネオール	1.06
エステル類	41.84
酢酸リナリル	39.65
酢酸ラバンジュリル	1.66
酢酸ゲラニル	0.53
ケトン類	3.74
3-オクタノン	0.93
カンファー	2.81
オキシド類	4.21
1,8-シネオール	4.21
その他微量成分	
合計	100.00

図8　成分分析表
精油名，学名，産地，抽出部位，抽出方法，Lot番号，成分分析日などが，成分分析表とともに記載されている．ラベンダーの場合は，特にエステル類の酢酸リナリル（鎮静・鎮痛作用）の有効含有量を確認して使用する

基材を知ろう

① 植物油

　精油を希釈する材料を「基材」といいます．特に基材としてよく使われる植物油は，精油を希釈するベースとなることから「ベースオイル」とよばれますが，精油成分を体内（組織内）へ運ぶ（＝carry）ことから「キャリアオイル」ともよばれます．キャリアオイルに使われる植物油には20種類以上ありますが，そのなかでもよく使われるものをご紹介します．

基材名	含有成分と特徴
ホホバオイル	砂漠に自生するツゲ科の植物「ホホバ」の種から採れる液体のワックス．ミネラルが豊富に含まれている．精製されたものは透明．精製されていないものは黄色で「ホホバゴールデン」という．酸化しにくく，肌への浸透性がよく，保湿効果も高い．ワックスのため冬場は固まりやすいが，10℃以上の室温で液体に戻る ホホバオイル
グレープシードオイル	ぶどうの種子から抽出される無臭のオイル．リノール酸と少量のビタミンEを含んでいる．さらっとしたつけ心地で，のびもよく，どんな肌質にも合う．肌への刺激やアレルギー性が少ないことから，特に敏感肌，脂性肌に適している．酸化しやすいので取り扱いに注意

スイートアーモンドオイル	バラ科のスイートアーモンドの種子から採れる，淡い黄色のオイル．軽いオイルで皮膚にのばしやすく，どんな肌質にも合うのでもっともよく使われるオイルの1つ．乾燥や炎症，痒みを鎮めるのに効果的
スクワランオイル	オリーブから採れるスクワレンに，水素を添加して作られる．酸化しにくく軽いオイルで，皮膚にのばしやすい
マカダミアナッツオイル（マカデミアオイル）	マカダミアナッツの実から採れるオイルで，オレイン酸，パルミトレイン酸を多く含む．人の皮膚に似た組成のため，皮膚への浸透性が高く，"バニシングオイル（消えるオイル）"ともよばれる．年齢を重ねた肌に適し，また肌を柔軟にして保湿することから乾燥肌に向いている．酸化しにくいので，他のオイルに比べて保存性に優れており，マッサージに適している
ローズヒップオイル	バラ科の種子から抽出される．赤みがかった金色で渋い香りがあり，粘性の高いタイプであるため，指先につけて部分的なマッサージを行うのに適している．ほかのオイルに混ぜて使用するとのびがよい．α-リノレン酸，リノール酸の含有量が多く，皮膚組織の再生を促して水分を保持したり，炎症を抑える働きがある．小じわや肌の衰えが気になる肌に向いており，乾燥肌や日焼けにもよい．酸化しやすいので取り扱いに注意し，冷蔵庫に保管することが望ましい
オリーブオイル	モクセイ科の果実から抽出されるオイルで，オレイン酸，リノール酸，リノレン酸を含む．肌を温めて柔軟にする働きがあり，特に乾燥肌，しわ対策，炎症や痒みを抑える働きがある．欧米では，歯周病に効果があると考えられていた時代もあった

② 植物油以外のおもな基材

基材名	含有成分と特徴
天然塩	血液を毛細血管までスムーズに流れるようにする保温効果や，ミネラルが含まれることによる保湿効果も期待でき，肌のざらつきを抑えることができる．発汗作用によりむくみを改善するため，また殺菌作用によりにきびや吹き出物，アトピー性皮膚炎の原因菌から皮膚を守るため，バスソルトとして使用する 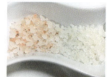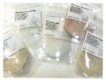 さまざまな天然塩
アルコール（無水エタノール，ウォッカ）	オーデコロンやローションなどを作成するときに，精油を水に溶けやすくする基材として使用する
水（精製水，蒸留水，ミネラルウォーター）	アルコールに溶かした精油を薄めるために使用する（硬水のミネラルウォーターはスキンケアには不向き）
芳香蒸留水（フローラルウォーター）	水蒸気蒸留法で精油を抽出するときにできる．微量に精油の成分を含む水で，フローラルウォーターともよぶ．そのままスキンケアや香水としても使用でき，アロマクラフトでは水の代用にもなる．特に歯科でのカウンセリング時に，香りのよいオレンジフラワーウォーターやローズウォーターで顔面の清拭を行うと，リラックス効果が期待できる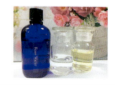
グリセリン	脂肪や油脂から採る無色の液体．保湿効果があり，ローションやクリームを作るときに使う

ビーワックス （ミツロウ）	ミツバチが巣を作るときに分泌するワックスで，ミツロウともよぶ．化粧品の原料として使われ，アロマセラピーでは軟膏やクリーム，リップクリームなどを作るときに使う．精製したものは白い．リップクリームのつや出しにはキャンデリラワックスを少量加える

（左から）
ミツロウ・
精製ミツロウ・
キャンデリラ
ワックス

クレイ	鉱物主成分の粘土．収斂作用があり，パック剤に使う．皮脂や毛穴の汚れを除去する働きがある

（左から）
ミロネクトン・
カオリン・
ピンククレイ

はちみつ	保湿効果が期待できる．精油を混ぜて希釈し，アロマバスなどに使用する

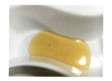

重曹，クエン酸	アロマクラフトとして，天然塩と混ぜることでバスボムが作成できる．炭酸泡がより血行を促し，保温，保湿に優れた入浴剤を作ることができる

石鹸素地	熱で溶かして精油を加え，型に流して固める MP グリセリンソープや，熱湯と精油を加えて揉んで固めて成型する手ごね用の石鹸素地などがある

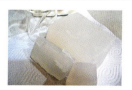

MP グリセリンソープ

精油を安全に使用するための注意事項

　精油を用いたセルフケアは自己責任のうえで行いますが，第三者に活用する場合は，対象となる個人の全身の状態に応じた精油の選択と使用を，正しい知識のもとで行う必要があります．精油を正しく，安全かつ有効に使用するためにおさえておきたい注意点を，以下にご紹介します．

① 原液を直接肌に用いない

　必ず1%以下に希釈して用います（AEAJ基準，表3）．原液が直接付着した場合は，大量の水で流しましょう．市販の化粧品や芳香剤などの香料の濃度は約1%ですので，精油を1%濃度に希釈することで，同等の安全性のものが手作りできることになります．

表3　希釈の目安（トリートメントオイルの場合）※
精油1滴：0.05mLとして計算している

植物油の量	10mL	20mL	30mL	50mL
0.5%	1滴	2滴	3滴	5滴
1%	2滴	4滴	6滴	10滴

 やってみよう！　希釈の計算

1滴が0.05mLのドロッパー瓶の精油を使用し，植物油50mLで濃度1%のトリートメントオイルを作る場合，精油は何滴必要か？
① 濃度1%に相当する，精油のmL数を算出する
　　50mL×0.01（1%）＝0.5mL
② 精油1滴＝0.05mLなので
　　0.5mL÷0.05mL＝10滴

答え：植物油50mLに対し精油は10滴

※ 通常，フェイシャル用では0.5%，首から下に使用する場合は1%で作成します

② 内服，飲用しない

　内服＝治療目的であり，医師法，医薬品医療機器等法の規制を受けます（p.45, 46参照）※.

③ 静かに滴下させる

　精油を垂らす際は，静かに約45°傾けて，滴下するまで待ちましょう（図9）．サンダルウッドなど粘度が高いものなど滴下に時間がかかる場合もありますが，飛び散ると目に入るなどして危険であり，また分量が変わってしまうため，精油瓶を振りながら滴下してはいけません.

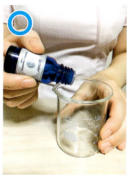
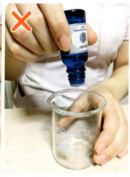

図9　精油の滴下法
左：静かに45°傾け，滴下するまで待つ
右：落ちないからといって垂直に傾けたり振ったりすると，必要量以上に滴下されてしまう

④ 目に入らないようにする（粘膜刺激性）

　特に精油，または蒸気などを吸入する際は目を閉じましょう.

⑤ 火気に注意（引火性）

　アロマキャンドルの火にも注意しましょう.

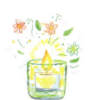

⑥ 子どもやペットの手の届かないところに保管する

⑦ 直射日光，高温多湿を避け，蓋をしっかり閉めて冷暗所に保管する

※ 治療目的のために医師，専門家が処方する場合もあります

⑧ 高齢者には高濃度で用いない

　高齢者においては，多剤服用，全身疾患などにより，代謝機能が低下して精油成分の影響が強く出る可能性があるため，どのような方法でも低濃度・低刺激で使用します．嗅覚の低下により香りを感じにくい場合もありますが，決して高濃度で使用しないようにしましょう．

⑨ 既往歴や健康状態を確認する

　既往歴や健康状態に問題がある方には，自己判断で施用しないようにしましょう．正当な医療を受ける機会を失わせないようにすることが大切です．

⑩ 妊婦，乳幼児等には芳香浴以外は勧めない

　妊娠時は体調が敏感なため，芳香浴以外は勧めません（健診で問題がない人の場合）．また，3歳未満の乳幼児も芳香浴以外は勧めません．3歳以上でも体重を考慮し，大人の1/2を超えない範囲の量で施用しましょう．

⑪ 皮膚に塗布した状態で日光などに当たらないようにする（光毒性）

　精油の成分に光毒性がある場合，色素沈着やシミ，シワの原因となるため，注意が必要です※（p.36参照）．

⑫ 使用前には必ずパッチテストを！

　希釈した精油でも紅斑，浮腫などの炎症を起こす可能性があるため，薬品や食品に対するアレルギーの既往がある方には，医師によるパッチテストを勧めます（p.36参照，図10）．

⑬ 安易にアロマセラピートリートメント（マッサージ）を行わない

　特にがんなどの全身疾患のある方や高齢者に対しては，疾患の増悪や皮下出血を引き起こす恐れがあるため，注意が必要です．

※ 皮膚の感受性や吸収代謝には個人差があり，条件によって異なります

⑭ 合成香料と区別する

　精油は，芳香剤，ポプリオイル，フレグランスオイルなど合成香料とは異質のものです（p.29参照）．精油瓶のラベル，および添付されている成分分析表を確認しましょう．

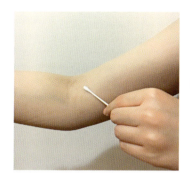

図10　精油のパッチテスト
精油をキャリアオイルで1％以下に希釈し，二の腕の内側など皮膚の軟らかい部分に一円玉程度の大きさに塗布し，その上から絆創膏を貼って経過を観察する．パッチテスト中に炎症や痒みなどの異常が起きたら直ちに中止し，皮膚に残った精油を大量の水で洗い流す

アロマセラピーに関連する法律の知識

① 精油に関連する商品（アロマクラフトなど）について

ⅰ）医薬品医療機器等法（医薬品，医療機器等の品質，有効性及び安全性の確保等に関する法律／旧薬事法）

> 「医薬品，化粧品を許可なく製造，販売することはできない」
> 「○○に効果があると言って精油を販売してはいけない」

　アロマセラピーは自己責任が原則という考え方を基本として成り立つものです．

ⅱ）PL法（製造物責任法）

> 「商品を製造，輸入した者は，商品による損害の責任を負う」

　ショップなどで精油の販売を生業とする場合に適用されます．個人や診療室などで施用する場合は適用外です．

ⅲ）消防法・消防関連法

> 「大量の精油を保管する場合は，市町村長に届け出る必要がある」

　ショップで精油をドラム缶などで大量に保管する場合に適用されます．精油は第4類危険物（引火性液体）であるため，指定数量（10,000 mL）を超えると消防法の「危険物の規制に関する制令」に抵触する場合がありますが，通常の精油瓶の容量は5～100 mLであり，個人や診療室などで施用する場合は指定数量を超えることはまずないため，適用外と考えてよいでしょう．

② アロマセラピーに関連する行為（トリートメントなど）について

ⅰ）医師法・歯科医師法

> 「医師・歯科医師以外の人は診断，治療行為を行うことはできない」

　アロマセラピーを行う者が診断を下したり，紛らわしい行為をしたり，また精油を薬のように使用することはできません．

ⅱ）あはき法（あん摩マッサージ指圧師，はり師，きゅう師等に関する法律）

> 「マッサージができるのはマッサージ師のみ」

　AEAJの見解として，アロマセラピートリートメントが，人体に対して危険を伴ったり，健康を害したりする恐れがない「リラクゼーションのためのサービス提供行為」に留まるものであれば，違法行為にはならないとされています．

ⅲ）獣医師法

> 「動物にアロマセラピーを行う場合，獣医の領域に触れるような診療行為をしてはならない」

　自分のペットに対し，自己責任の範囲でケアやトリミングなどでアロマセラピーを行うことは，違法行為にはなりません．

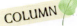

アロマセラピーによる健康被害

　アロマセラピーは正しく利用すれば，西洋医学を補い，自己治癒力を向上させるすばらしい療法ですが，最近ではヒーリング目的で，皮膚刺激のある精油（フェノール類，アルデヒド類，テルペン類）の原液を多量に（皮膚に）直接塗布して湿疹や神経痛などの被害にあったという報告があります[1]．

　アロマセラピー専門店でも「自社の精油は安全だから原液を使っても大丈夫」と言う販売員もいるそうですが，これは間違っています．どんなに安全といわれる精油でも，肌に塗布するときは，原液ではなくキャリアオイルで適度に希釈する必要があります．ここでは，実際にアレルギー科の専門医によって報告された症例を見ていきましょう．

① 11歳の女の子のケース

　ある日，手の甲に痒みを伴う赤い湿疹ができ，母親が見栄えを気にして，アロマセラピーの知識のある友人に勧められるままローズマリーとティートリーの混合オイルを手の甲に塗った．すぐに塗布した部位が赤くなったが，母親は大丈夫だろうと判断しその日の夜にも塗布したところ，翌朝には手の甲全体から出血し，夕方には表皮が剝けてしまった．すぐに近くの皮膚科に受診し，精油が原因と診断された．

　万が一このような例で症状が出たら，皮膚が赤くなりアレルギー反応が出た時点でオイルを拭き取り，無香料の石鹸で洗い流し，水をたくさん飲んで排泄を促すようにします．治療目的に精油の原液を直接使用するのは，危険を伴うことを知る必要があります．

②78歳の女性のケース

　不眠があったため，アロマセラピストから真正ラベンダー，オレンジ，イランイランの精油を勧められ芳香浴をした．するとよく眠れたので，数日後にはもっと効果を高めようとパジャマの襟や裾，ズボンにも精油の原液をふりかけて休んだところ，早朝に息苦しさを覚えて目を覚ました．水を飲んで様子をみていたが，だんだんと呼吸困難が進行し，緊急入院．その後両腕，頸部，両下肢の浮腫が出現し，肺水腫となり，さらに血尿が出現し肝機能の数値（AST）と炎症マーカー（CRP）が上昇．広範囲に皮膚が剥離し，元の状態に戻るのに2カ月もかかった．

　この方はおそらくアロマセラピストが指示した使い方を勝手に変え，自己判断で直接原液を身体にふりかけてしまいました．さらにこの女性は元々C型肝炎があり，このとき肝機能も悪くなっていて，多量に使用した精油成分を代謝できず，このような悪化を辿ったようです．

　この2家族の関係者はおそらく，アロマセラピーは危険な療法だと思い込んでしまうでしょう．アロマセラピーを実施する際は開始前のコンサルテーションに重点を置き，必ず対象の患者さんの基礎疾患やアレルギーを確認してから安全に使ってもらいたいものです．そして，身近な方にアロマセラピーをお勧めした場合は，適切な使用方法を続けているかをときおり確認していくことが大切だと思います．

CHAPTER 3
歯科臨床で使える
代表的な精油

現在，市販されている精油には 200 〜 300 もの種類がありますが，そのなかでも特に歯科臨床で使いやすい精油を厳選してご紹介します．記載している精油の効果は，臨床で活用するのはもちろん，患者さんに伝えてセルフケアにも活かしてもらいましょう．

本章では，歯科臨床におけるおもな精油の効果を，大きく以下の 2 つに分けて解説します．

① 痛みや不安の鎮静，疲労回復効果（p.50〜71）
② 気分をリフレッシュさせる効果（p.72〜81）

患者さんの痛みや不安などを和らげ，さらに気分をリフレッシュしていただきたい場合は，①に該当する精油を 1 〜 2 種類選んだうえで，さらに②の精油を 1 〜 2 種類ブレンドするとより効果的です．

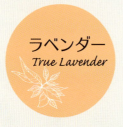

ラベンダー
True Lavender

[学　名] *Lavandula angustifolia,*
　　　　 Lavandula officinalis
[原産地] フランス，ブルガリア
[科　名] シソ科
[抽出方法] 水蒸気蒸留法
[抽出部位] 花・葉

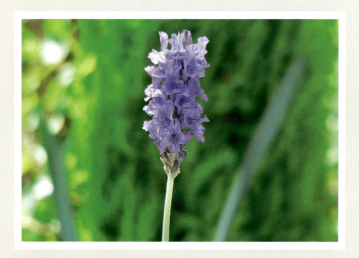

作用

自律神経の調整／抗痙攣／抗炎症／抗菌／抗ウイルス／癒傷／皮膚
の細胞成長促進／鎮静／鎮痛／肉芽形成促進／抗うつ／降圧／皮膚
トラブル (火傷，傷，痒みなど) の改善

主要成分

酢酸リナリル／リナロール／ラバンジュロール (特徴成分) ／酢酸
ラバンジュリル／α-テルピネン

　一般的になじみの深い，万能選手といえる精油です．学名の「*Lavandula*」はラテン語の「lavo（洗う）」や「lividus（青みがかった鉛色）」に由来するといわれています．ラベンダーには多くの品種がありますが，一般的なラベンダー精油はおもに，*angustifolia*，*officinalis*種から採油され，「真正ラベンダー」とよばれています．

こんな患者さんに！

- 痛みや不安，過緊張がある患者さん
- 睡眠不足の傾向がある患者さん
- 活力がなく，深い疲労がみられる患者さん

特に鎮痛，鎮静効果や睡眠不足の改善には，酢酸リナリルが35％以上含まれているものが有効です（p.37参照）．

こんな場面で！

- 口腔周囲筋の緊張を緩和したいとき

真正ラベンダーは，皮膚トラブルの改善から自律神経のバランス補正（リラックス効果）など幅広い適応性があるため，口腔周囲筋の緊張緩和や口腔リハビリテーションの促進にたいへん使いやすい精油です．

- 口腔乾燥を予防したいとき

鼻づまりの改善効果があるため，口呼吸による口腔乾燥を予防できます．

❗ATTENTION❗

・交配種であるフレンチラベンダーの*Lavandula stoechas*には，神経毒性のあるケトンが高い割合で含まれているため，学名をきちんと確認して真正ラベンダーと区別する

・妊娠初期は禁忌

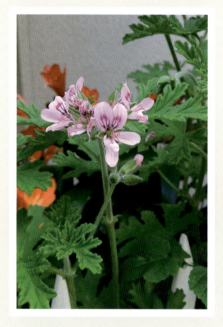

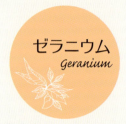

ゼラニウム
Geranium

［学名］
Pelargonium graveolens

［原産地］
エジプト，フランス，モロッコ

［科名］
フウロソウ科

［抽出方法］
水蒸気蒸留法

［抽出部位］
葉

作用

ホルモンバランスの調整／うっ滞除去(特にリンパ，静脈，肝臓)／利尿／抗菌／抗ウイルス／抗真菌／抗炎症／免疫力の向上／癒傷／収斂／デオドラント／皮膚軟化／皮脂分泌の調整／抗うつ／鎮静／鎮痛／鎮痙／消化機能増進

主要成分

ゲラニオール／リナロール／シトロネロール／メントン

　「ニオイゼラニウム」ともよばれる多年草で，和名は「ニオイテンジクアオイ」です．花が開く前の葉を収穫し，水蒸気蒸留して精油を得ます．香水などの香料として広く栽培，利用されていますが，中世には人を守ってくれるハーブと考えられ，「ゼラニウムのあるところ，蛇近寄らず」ということわざもあります．全身浴や半身浴などで浴槽にゼラニウム精油を混ぜることで，月経前の不快症状や二日酔いを改善します．また，化粧水などに混ぜるとさまざまなスキンケア効果を発揮します．

こんな患者さんに！

- 痛みや不安，過緊張がある患者さん
- 睡眠不足の傾向がある患者さん
- 活力がなく，深い疲労がみられる患者さん

ローズに似た甘くて強い香りは特に疲労を緩和し，ストレスによる不安や緊張，またイライラを鎮めて心身を安定させます．

- 肩こりや歯ぎしり，頬粘膜・舌の圧痕，舌の浮腫などが見られる患者さん

むくみの解消につながり，筋肉の機能を改善していく働きが期待できます．

こんな場面で！

- 口腔周囲筋の緊張を緩和したいとき

口腔周囲筋の緊張緩和や口腔リハビリテーションの促進に有効です．

- 診療室のよい印象づくりに

ゼラニウムの香りを玄関で芳香させると，診療室全体を華やかな印象にしてくれます．高齢者やストレスの強い人からも好まれるため，診療室で使いやすい香りです．

❗ATTENTION❗

・妊娠中は禁忌

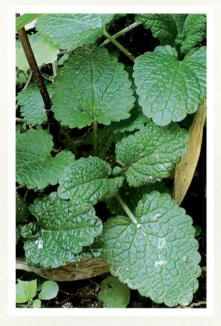

メリッサ（レモンバーム）
Melissa

[学　名]
Melissa officinalis

[原産地]
アメリカ, イタリア, フランス

[科　名]
シソ科

[抽出方法]
水蒸気蒸留法

[抽出部位]
葉・花

作用

自律神経の調整／鎮静／解熱／血圧降下／抗炎症／抗アレルギー／抗ウイルス／免疫機能の調整／皮脂分泌の調整／抗うつ／催眠

主要成分

βカリオフィレン／リナロール／ゲラニオール／シトラール／シトロネラール／ネラール

　地中海沿岸原産の多年草で，精油の濃度がもっとも高くなる開花直前が収穫に最適といわれています．スイスの医師であり錬金術師でもあったパラケルススはメリッサを「不老不死の霊薬」とよび，1611年ころにフランスの修道女によって作られた最初のオーデコロン「カルメル会の水」の原料でもあります．

こんな患者さんに！
- **不安，過緊張がある患者さん**
- **睡眠不足の傾向がある患者さん**
- **活力がなく，深い疲労がみられる患者さん**

レモンの爽やかさに蜂蜜のような甘さが加わった強い香りで，ショックやパニック，恐怖感，慢性的な痛みを和らげる効果があります．
- **深く傷つき，落ちこんでいる患者さんに**

特に身近な人を亡くした際の深い喪失感や，死期をさとった人，もしくはその家族の気持ちを慰める効果がある香りとしても知られています．

こんな場面で！
- **口腔周囲筋の緊張を緩和したいとき**

自律神経や免疫機能の調整作用があることから，特に上述した深い落ちこみなどに起因するくいしばりや歯ぎしり，浅い呼吸といった症状を有する患者さんの口腔周囲筋マッサージで活用しやすい精油です．

❗ATTENTION❗
・メリッサに含まれるシトラールは，通常アロマセラピーで使用される濃度では人体に影響はないが，高濃度で塗布したり，経口摂取したりした場合にはホルモン様作用を引き起こしたり，眼圧を上げたりするという報告があるため，妊婦や緑内障の人には使用しないことが望ましい

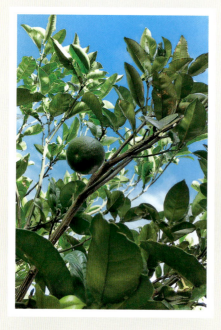

プチグレン
Petitgrain

[学　名]
Citrus aurantium

[原産地]
フランス，チュニジア，
スペイン

[科　名]
ミカン科（ビターオレンジ）

[抽出方法]
水蒸気蒸留法

[抽出部位]
未熟な果実，枝，葉

作用
自律神経の調整 / 抗痙攣 / 抗炎症 / 皮膚の細胞成長促進 / 神経系と精神の強壮 / 鎮静 / 鎮痛 / 鎮痙 / 降圧 / 抗菌

主要成分
酢酸リナリル / 酢酸ゲラニル / リナロール / α-テルピネオール

　和名は「ダイダイ」で，おもにビターオレンジの木の葉と枝から抽出されます．同じビターオレンジの果実からはビターオレンジ，花からはネロリ（p.60参照）の精油が採れます．怒りやパニックを鎮め，落ち込んだ気分を癒し，ストレスを和らげる香りです．ネロリよりも安価で，生産量も多いことから，現在では香水やコロンなどさまざまな商品にも使われています．プチグレンとは「小さな粒」という意味で，元々は葉や枝よりもオレンジの未熟な果実から抽出されていたことに由来しています．一般にプチグレンはビターオレンジから抽出されたものを指しますが，オレンジスイート，レモン，マンダリンなどから抽出されたものもプチグレンとよばれています．

こんな患者さんに！

- **不安，過緊張がある患者さん**
- **睡眠不足の傾向がある患者さん**

鎮静と高揚の両方の作用があり，パニック時には心を鎮め，落ち込んだときは元気にしてくれる効果が期待できます．落ち着いたウッディな香りと柑橘系の爽やかさ，若い木や葉の緑の香り，フローラルな甘さが絶妙にミックスされた香りです．ドライで親しみやすいうえ，精油そのものに危険性や禁忌がないため，さまざまな年代の方や場面で使用しやすい精油です．また，ラベンダーと同様に酢酸リナリルが多く含まれているため，香りの好みでラベンダーの代用としても使えます．

こんな場面で！

- **口腔周囲筋の緊張を緩和したいとき**

口腔周囲筋の緊張を緩和し，口腔リハビリテーションを促進する一方で，皮膚の強壮作用や皮脂のバランス調整作用による肌への効果も期待できます．

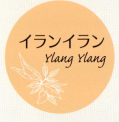

イランイラン
Ylang Ylang

[学　名] *Cananga odorata*

[原産地] インドネシア，フィリピン，レユニオン島

[科　名] バンレイシ科

[抽出方法] 水蒸気蒸留法

[抽出部位] 花

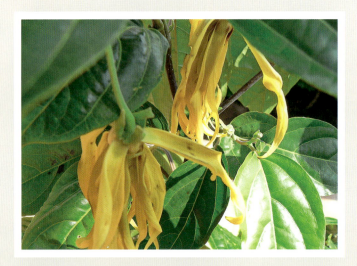

作用

鎮静 / 抗うつ / 降圧 / 抗痙攣 / 催淫 / ホルモン調整 / 抗アレルギー / 抗炎症 / 抗不安 / 抗ウイルス / 性的強壮

主要成分

リナロール / 安息香酸メチル / ゲラニオール / 酢酸ベンジル / ゲルマクレンD

　常緑の高木で，インドネシアのマルク諸島から最初はフィリピンに伝えられ，栽培されていました．名前の「イランイラン」は，現地の言葉で「花の中の花」を意味します．18世紀後半にフランス領のレユニオン島に香辛料とともに持ち込まれ，現在は主要産地の１つとなっています．蒸留順に「Extra」「No.1」「No.2」「No.3」の４つのグレードに分類され，これら４つのグレードを合わせたものを「Complete」としています．最初に抽出するExtraは一番香りが強く，最上級品とされています．血行促進，ホルモン調節作用があるため，腹部や背中のマッサージオイルに使うことで，月経痛や月経不順などの女性特有の症状を改善する効果が期待できます．

こんな患者さんに！
- **不安，過緊張がある患者さん**
- **活力がなく，深い疲労がみられる患者さん**
- **女性の患者さん**
- **くいしばりや歯ぎしり，頬粘膜・舌の圧痕，舌の浮腫，またストレス時に痛みが強くなるなど，心因性の口腔症状がある患者さん**

特に仕事で忙しい女性の方にお勧めです．華やかで甘く濃厚な香りが，疲労により鈍った感覚と女性性を呼び起こす助けになります．また強いストレスや怒りが抑圧されているときは，押し込められていたものが解放され，ゆったりとした気分になれます．

❗ATTENTION❗
- 香りが濃厚で強いため，高濃度で使用すると，頭痛や吐き気を起こすことがある．使用量に注意し，適度に換気しながら活用する
- 肌が弱い人では使用量に注意する

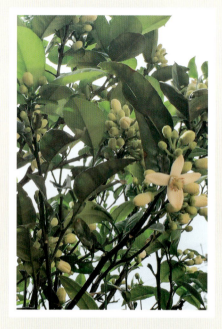

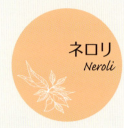

ネロリ
Neroli

[学　名]
Citrus aurantium var. amara

[原産地]
イタリア, チュニジア

[科　名]
ミカン科

[抽出方法]
水蒸気蒸留法・
有機溶剤抽出法

[抽出部位]
花

作用
鎮静 / 抗うつ / 抗不安 / 抗菌 / 催淫 / 細胞修復 / 消化促進 / 降圧 / 皮膚
弾力回復 / エストロゲン様

主要成分
リナロール / リモネン / ネロリドール / ピネン / ゲラニオール / 酢酸
リナリル

　ネロリの名は，イタリアのネロラ公国の公妃アンナ・マリアが愛用していたことに由来します．ネロリが採油されるオレンジの花は，古くから純潔と愛の象徴として結婚式の頭飾りに使われたり，化粧品や香水などの原料として利用されたりしてきました．

　ネロリは細胞修復作用や肌の弾力を回復する作用があるため，乾燥肌，敏感肌，成熟肌にも効果的で，シワや妊娠線予防のマッサージや，さまざまなスキンケアにも幅広く使われる精油です．オレンジの開花したばかりの花から抽出されますが，採油率が低く，ジャスミンやローズとともに非常に高価な精油となっています．

こんな患者さんに！

- **不安，過緊張がある患者さん**
- **睡眠不足の傾向がある患者さん**
- **活力がなく，深い疲労がみられる患者さん**

優雅で美しいフローラルな香りは，更年期や月経などで情緒が不安定なときに穏やかな心を取り戻してくれるため，特に女性に人気の香りです．また交感神経を鎮めるため，不眠症にも効果があります．

❗ATTENTION❗

・刺激が強いため，妊娠初期は使用を控えること

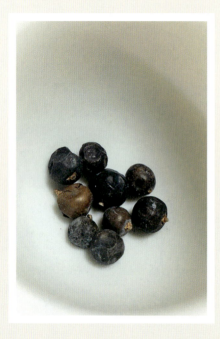

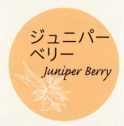

ジュニパー
ベリー
Juniper Berry

[学 名]
Juniperus communis

[原産地]
ハンガリー，フランス，
イタリア

[科 名]
ヒノキ科

[抽出方法]
水蒸気蒸留法

[抽出部位]
果実*

＊葉や小枝もいっしょに蒸留され
た精油は「ジュニパーブランチ」
とよばれ，区別される

作用

利尿／発汗／強壮刺激／鎮静／抗菌／収斂／頭脳明晰／鎮痛／血行促進
／抗炎症

主要成分

α-ピネン／カリオフィレン／サビネン／ボルネオール／シトロネ
ロール

　和名は「セイヨウネズ(杜松)」．チベットでは疫病から人々を守る薬草
として，ギリシャ，ローマ，アラブでは消毒薬として用いられていまし
た．優れた殺菌消毒，解毒，利尿作用をもち，薬草として古くから医療用
に用いられてきた歴史があります．フランスの病院では，ジュニパーベ
リーとローズマリーの枝を焚いて，コレラなどの感染病対策に使われてい
ました．お酒のジンの原料としても有名ですが，これは17世紀にオラン
ダの医師がジュニパーベリーの利尿作用を期待して作った薬用酒が始まり
といわれています．入浴時に活用すると，痛風や関節の痛み，うっ血によ
るこりや痛み，冷えの改善に効果的です．また二日酔いやにきび肌，脂性
肌へのスキンケアにも有効です．

こんな患者さんに！

▪活力がなく，深い疲労がみられる患者さん

深く静かな森を思わせるウッディで爽やかな香りは，疲れを和らげ，身体
全体の強壮を図り，意欲をかきたてる作用があります．

▪肩こりや歯ぎしり，舌の浮腫などがみられる患者さん

排泄を促して新陳代謝を高める作用があります．そのため頰粘膜・舌の圧
痕，舌が腫れぼったいなどの浮腫傾向と関連する口腔症状に有効です．

❗ATTENTION❗

・長期の使用は腎臓を過度に刺激してしまう可能性があるため，腎疾患が
　ある人には使用を避ける
・月経を促す通経作用があるため，妊娠中は使用を避ける

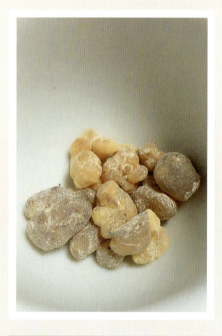

フランキンセンス (オリバナム)
Frankincense

[学 名]
Boswellia carterii

[原産地]
ハンガリー，フランス，イタリア

[科 名]
カンラン科

[抽出方法]
水蒸気蒸留法

[抽出部位]
樹脂

作用

鎮痛 / 鎮静 / 鎮咳 / 強壮 / 抗菌 / 収斂 / 去痰 / 細胞成長促進

主要成分

α−ピネン / リモネン

　樹脂に傷をつけると乳白色の樹液が染み出すことから「乳香」ともよばれますが，空気に触れると固まって，琥珀色の樹脂となります．「フランキンセンス」の名は，フランス語で「本当の香り」「質の高い薫香」という意味をもつ言葉に由来し，世界でももっとも歴史のある薫香の1つです（p.22参照）．シワやたるみを改善する美肌効果も期待でき，クレオパトラも愛用していたことで知られています．

こんな患者さんに！

▪不安，過緊張がある患者さん

フランキンセンスは，デンタルアロマセラピーでは特に活用しやすい精油です．不安や強迫観念を取り払うだけではなく，治療時に芳香させると鎮咳作用や去痰作用を発揮し，深い呼吸へと導きます（呼吸法，p.114参照）．

▪睡眠不足の傾向がある患者さん

▪活力がなく，深い疲労がみられる患者さん

やさしく強いウッディな香りは疲労回復を促し，心を元気づけて癒やしてくれます．

こんな場面で！

▪口腔周囲筋の緊張を緩和したいとき

過緊張状態の頭頸部筋肉を緩ませる効果があるため，キャリアオイルにブレンドして，口腔周囲筋や開口筋，側頭筋などのマッサージにも活用できます．

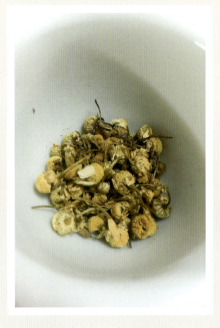

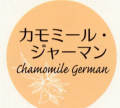

カモミール・
ジャーマン
Chamomile German

[学　名]
Matricaria chamomilla,
Matricaria recutita

[原産地]
ハンガリー，フランス，
ドイツ

[科　名]
キク科

[抽出方法]
水蒸気蒸留法

[抽出部位]
花

作用

鎮痛／鎮静／抗アレルギー／抗炎症／鎮痙／組織修復／上皮形成促進
／抗神経痛／月経前症候群緩和／免疫活性／抗掻痒

主要成分

カマズレン／β-ファルネセン／ビサボロールオキサイド

　キク科の一年草のカモミールは，カモミール・ジャーマン (*Matricaria chamomilla*, *Matricaria recutita*) とカモミール・ローマン (*Chamaemelum nobilis*) の2種類があります．カモミール・ジャーマンに含まれるカマズレンには強い抗炎症，抗アレルギー作用があります (p.12参照)．組織を修復する効果もあるため傷にも効果的で，スキンケアなどによく使われています．また，キャリアオイルにブレンドして，腹部をマッサージすることでホルモンバランスを整え，月経痛を和らげる効果も期待できます．身体にはカモミール・ジャーマン，心にはカモミール・ローマンと使い分けると，それぞれより効果的に作用するといわれています．

🟡 こんな患者さんに！

▪ 不安，過緊張がある患者さん

甘酸っぱさのなかに辛さや苦さを含んだ"グリーン系"の芳醇な香りは，鎮静作用などにより不安や緊張をほぐす効果があるため，ストレスと関連する症状をもつ患者さんに有効です．また，疼痛緩和作用があるため，緊張で痛みが増強される患者さんにも効果的です．

▪ 活力がなく，深い疲労がみられる患者さん

❗ATTENTION❗

・通経作用があるため，妊娠初期は使用を避ける
・同じキク科であるブタクサのアレルギーのある人は，使用前に必ずパッチテストをすること
・精油の色がしみになるので，布などに用いるときは注意が必要

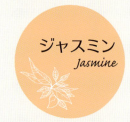

ジャスミン
Jasmine

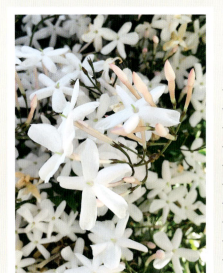

[学　名]
Jasminum officinale,
Jasminum grandiflorum

[原産地]
インド，フランス，
エジプト，モロッコ

[科　名]
モクセイ科

[抽出方法]
水蒸気蒸留法・
有機溶剤抽出法

[抽出部位]
花

作用

鎮静／抗うつ／抗炎症／月経前症候群緩和／抗酸化／子宮強壮／催淫
／鎮痙

主要成分

ジャスモン／酢酸ベンジル／酢酸リナリル／安息香酸ベンジル

　古くから人々を魅了してきた花の香りです．夜から早朝にかけて香りが
もっとも強くなることから「夜の女王」ともよばれ，白い花から抽出され
た精油は濃い茶色をしています．1kgのジャスミンの精油を得るために
1tもの花が必要といわれているため，非常に高価な精油ですが，香りが
強く持続性も高いので，ごく少量の使用で十分効果を得ることができま
す．抗酸化作用があるため，あらゆるタイプの肌のスキンケアにも有効です．

こんな患者さんに！
- **不安，過緊張がある患者さん**
- **睡眠不足の傾向がある患者さん**
- **活力がなく，深い疲労がみられる患者さん**

エンケファリンやドーパミンなど，いわゆる「脳内麻薬」とよばれる神経
伝達物質の分泌を促す作用があるため，幸福感を高め，無気力や疲労を改
善し，自信を取り戻す効果があります．
- **女性の患者さん**

子宮強壮作用などにより，月経痛などの月経前症候群を緩和します．また
分娩後のホルモンバランスを整えるため，マタニティブルーの患者さんに
有効です．

❗ATTENTION❗

・刺激が強いため，妊娠中は使用を控える（芳香浴は可）
・香りが強いため，使用量に注意する
・リラックス作用が強いため，勉強中や仕事中は使用を控えるほうがよい

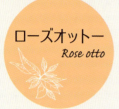

ローズオットー
Rose otto

[学　名] Rosa damascena, Rosa centifolia
[原産地] ブルガリア，トルコ，モロッコ
[科　名] バラ科
[抽出方法] 水蒸気蒸留法・有機溶剤抽出法
[抽出部位] 花

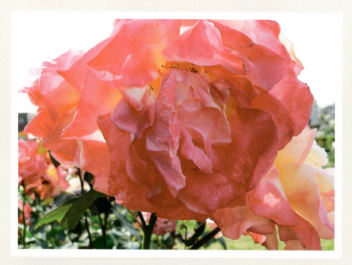

作用

鎮静 / 抗うつ / 抗炎症 / 月経前症候群緩和 / 抗酸化 / 強壮 / 催淫 / ホルモン分泌調節 / 収斂 / 精神強壮 / 皮膚組織強壮 / 通経

主要成分

シトロネロール / ゲラニオール / 酢酸ゲラニル / ローズオキサイド / ネロール

　作用，用途は女性にかかわるものが多く，女性のための精油といえます．たいへん高価な精油ですが，1回の使用量はごく少量なので，すこしずつ使うことができます．収斂，抗炎症作用により肌を引き締め，はりを回復させます．また抗炎症作用により，シミやシワの改善と予防効果や，にきびの炎症を鎮めて肌のきめを整える効果も発揮します．この精油は低温で固まる性質があり，冬場や冷蔵庫で保管しても固まらない場合は，偽和品であることがわかります．

こんな患者さんに！

▪ **不安，過緊張がある患者さん**

「精油の女王」とよばれるほどゴージャスな香りは，鎮静作用により抑うつ状態を改善し，緊張を和らげる効果があります．

▪ **睡眠不足の傾向がある患者さん**

▪ **活力がなく，深い疲労がみられる患者さん**

▪ **女性の患者さん**

子宮強壮作用，通経作用により，月経痛などの月経前症候群による症状を和らげ，ホルモンバランスを調整し，月経周期を安定させます．

❗ATTENTION❗

・刺激が強いため，妊娠初期には使用を避ける（芳香は可）

・有機溶剤抽出法で得られる「ローズアブソリュート」とは成分構成が異なる（オットー（otto）とはトルコ語で「水」を意味し，水蒸気蒸留法で得られた精油であることを示す）

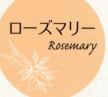

ローズマリー
Rosemary

[学　名] *Rosmarinus officinalis*
[原産地] フランス，スペイン，モロッコ
[科　名] シソ科
[抽出方法] 水蒸気蒸留法
[抽出部位] 葉・花

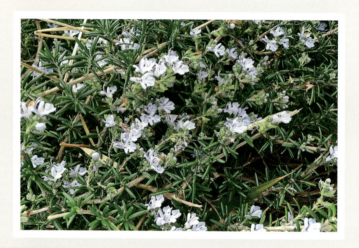

作用

中枢神経機能亢進 / 消化器系機能調整 / 血行促進
・シネオールタイプ（シネオール50〜70％）……去痰 / 殺菌
・カンファータイプ（カンファー15〜30％）……神経刺激 / 筋肉弛
　緩 / 消化促進
・ベルベノンタイプ（ベルベノン15〜30％）……粘液溶解 / 鎮痙 /
　内分泌，神経系のバランス調整

主要成分

カンファー /1,8-シネオール / ベルベノン / ボルネオール / β カリ
オフィレン

　生育環境により数種のケモタイプ（化学種）がみられますが，特にカンファータイプに含まれるカンファーは「カンフル」または「樟脳」ともよばれ，古くから防虫剤の原料や，料理やお酒の香りづけに使用されています．学名の*Rosmarinus*はラテン語で「海のしずく」を意味し，中世のころから"若返りのハーブ"として知られており，ハンガリアンウォーター（p.24 参照）の主要原料として用いられました．

こんな患者さんに！

- **気分を高揚させたい患者さん**
- **活力がなく，深い疲労がみられる患者さん**

カンファータイプは樟脳の香りによるリフレッシュ効果と，血行や発汗を促し疲労を回復させる効果の両方が期待できます．

- **肩こり，舌骨筋・咬筋のこわばり，舌の浮腫などがみられる患者さん**

筋肉痛の緩和やむくみの解消につながり，筋肉の機能を改善していく働きが期待できます．

こんな場面で！

- **口腔周囲筋の緊張を緩和したいとき**

リラックス効果と血行促進作用，筋肉弛緩作用により，口腔周囲筋の緊張を緩和します．

❗ATTENTION❗

- ・カンファータイプは神経毒性があるため，濃度に注意する必要がある．特に乳幼児や，妊娠中，授乳中の方，癲癇が疑われる場合の使用を避ける
- ・シネオールタイプは肝解毒作用を誘導するため，ほかの薬物の効果を減弱したり，作用時間を短縮したりする可能性がある．購入時にどのタイプかを確認し，高濃度で使用しないよう注意する

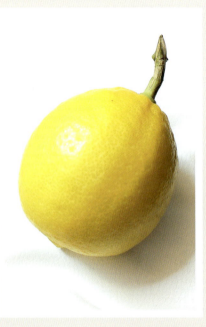

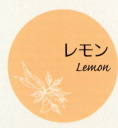

レモン
Lemon

[学 名]
Citrus limon

[原産地]
アメリカ, イタリア, スペイン

[科 名]
ミカン科

[抽出方法]
果皮圧搾法

[抽出部位]
果皮

作用

抗菌 / 抗うつ / 健胃 / 消化促進 / 鎮痛 / 強壮 / 抗不安 / 抗ウイルス / 殺菌 / 血行促進 / 解毒 / 新陳代謝促進 / 降圧 / 血糖降下 / 末梢血管拡張 / 肝・腎機能促進

主要成分

オクタナール / シトラール (特徴成分) / リナロール / リモネン / ベルガプテン (フロクマリン)

　「レモン」の名は，柑橘系の果実のことを指すアラビア語の「ライムン」とペルシャ語の「リムン」に由来します．その抗菌効果は古くから知られており，古代エジプト人は肉や魚の腐敗防止や，食中毒の解毒剤として用いていました．12世紀ころにアラビア人がスペインへ伝え，その後十字軍の遠征によってヨーロッパ全域に広まったといわれます．

　レモンの精油は，3分間吸入するだけで皮膚表面温度が上昇することがわかっています．これはレモンに含まれているリモネンが，血管拡張作用を表すためです．また，消化器系の不調を改善する効果があります．

こんな患者さんに！

- **気分を高揚させたい患者さん**
- **活力がなく，深い疲労がみられる患者さん**

誰からも好まれる爽やかな香りが気分をリフレッシュし，意識をはっきりさせて理解力や集中力を高めます．

こんな場面で！

- **診療室の環境整備に**

空間にスプレーすることで，抗菌作用による空気清浄効果が期待できます．なじみやすい，爽やかな香りのため，さまざまな歯科臨床現場で使えます．

- **味覚や嗅覚を刺激したいときに**

末梢循環の血行促進作用により，味覚や嗅覚の刺激にもつながります．

❗ATTENTION❗

・主要成分のベルガプテン（フロクマリン）に光毒性があるため，肌に対して使った場合，太陽に当たるとシミやそばかすの原因になることから，使用後約6時間は直射日光に当たることは避ける

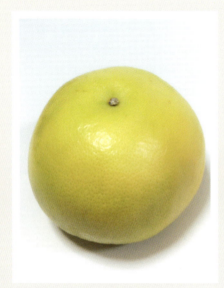

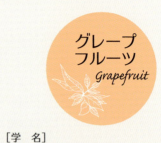

グレープ
フルーツ
Grapefruit

[学　名]

Citrus paradisi

[原産地]

アメリカ, イスラエル

[科　名]

ミカン科

[抽出方法]

果皮圧搾法

[抽出部位]

果皮

作用

リンパ浮腫改善／利尿／抗菌／抗うつ／健胃／消化促進／鎮痛／強壮／抗不安／抗ウイルス／消毒・殺菌／血行促進／解毒／新陳代謝促進／脂肪分解

主要成分

リモネン／シトラール／ノートカトン／ベルガプテン（フロクマリン）

　18世紀ころに西インド諸島バルバドスで発見され，世界中に広まった果実です．果実がぶどう（グレープ）の房のようにつくことから，この名前がつけられました．グレープフルーツの精油の香りは，同じ柑橘系でも独特の甘さがありますが，これは主要成分のノートカトン（ケトン類）によるものです．またリモネンが体液のバランスを整え，血行をよくして脂肪の代謝を促進するといわれています．精油のもととなる芳香成分を貯めた胞細胞が果皮の下のほうにあるため，圧搾法で精油を抽出する場合，オレンジやレモンに比べて採油率が少ないのが特徴です．

こんな患者さんに！
- **気分を高揚させたい患者さん**
- **活力がなく，深い疲労がみられる患者さん**

爽やかさのなかにも苦みを含んだ甘酸っぱい香りは，疲労を回復し，落ち込んだ気分を高揚させる効果があります．

こんな場面で！
- **診療室の環境整備に**

空間にスプレーすることで，抗菌作用による空気清浄効果が期待できます．なじみやすい，爽やかな香りのため，さまざまな歯科臨床現場で使えます．
- **味覚や嗅覚を刺激したいときに**

末梢循環の血行促進作用により，味覚や嗅覚の刺激にもつながります．

！ATTENTION！
・主要成分のベルガプテン（フロクマリン）に光毒性があるため，肌に対して使った場合，太陽に当たるとシミやそばかすの原因になることから，使用後約6時間は直射日光に当たることは避ける

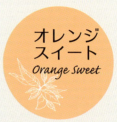

オレンジ
スイート
Orange Sweet

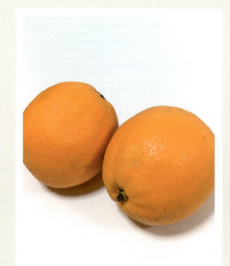

[学　名]

Citrus sinensis

[原産地]

アメリカ，イスラエル

[科　名]

ミカン科

[抽出方法]

果皮圧搾法

[抽出部位]

果皮

作用

リフレッシュ / 抗菌 / 抗うつ / 健胃 / 消化促進 / 鎮痛 / 強壮 / 抗不安 /
抗ウイルス / 消毒・殺菌 / 血行促進 / 新陳代謝促進 / 駆虫 / 加温 / 肝
細胞再生 / 腎機能促進

主要成分

シトラール / ネロール / リナロール / リモネン / 微量のベルガプテン
（フロクマリン）

　太陽の光をたっぷり浴びて育つオレンジは，ヨーロッパでは無垢と多産を象徴するフルーツとして親しまれています．柔らかな陽ざしで包み込むように，冷えた心を明るく照らし，ぬくもりを与えてくれる香りです．疲労などからくる神経性の胃の痛みや，下痢，便秘などの消化器系のトラブルに有効で，植物油で希釈し，腹部のマッサージに使うと効果的です．

こんな患者さんに！

- 気分を高揚させたい患者さん
- 痛みや不安，過緊張のある患者さん
- 睡眠不足の傾向がある患者さん
- 活力がなく，深い疲労がみられる患者さん

オレンジの皮を剝いたときに飛び出す，あのしぶきの爽やかで甘い香りが濃縮されており，リフレッシュ効果に加え，リラックス効果も非常に高いことが知られています．どの年代の方にもなじみやすい香りです．

こんな場面で！

- 診療室の環境整備に

空間にスプレーすることで，抗菌作用による空気清浄効果が期待できます．なじみやすい，爽やかな香りのため，さまざまな歯科臨床現場で使えます．

- 味覚や嗅覚を刺激したいときに

末梢循環の血行促進作用により，味覚や嗅覚の刺激にもつながります．

❗ATTENTION❗

・微量ではあるが，含まれるベルガプテン（フロクマリン）に光毒性があるため，肌に対して使った場合，太陽に当たるとシミやそばかすの原因になることから，使用後約6時間は直射日光に当たることは避ける

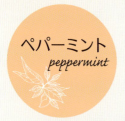

ペパーミント
peppermint

[学　名] *Mentha piperita*
[原産地] フランス，イギリス
[科　名] シソ科
[抽出方法] 水蒸気蒸留法
[抽出部位] 葉・花

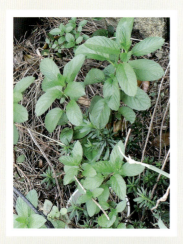

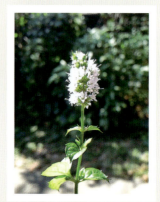

作用

強壮刺激 / 鎮痛 / 健胃 / 消化促進 / 健脳 / 制吐 / 抗掻痒 / 抗痙攣 / 抗カタル / 抗菌 / 筋弛緩

主要成分

メントール / メントン

　ペパーミントはウォーターミントとスペアミントの交配種で，歯磨剤や食品，お酒など，幅広く利用されています．特に精油の主成分であるメントールは，胃炎や胃痛，過敏性大腸症候群など，消化機能の停滞を好転させる働きがあり，医薬品にも使用されています．また風邪，花粉症，頭痛，二日酔いにも有効で，筋肉を弛緩させる働きもあるため，緊張性の頭痛や肩こりなどにも効果的です．肌に対しては，ラベンダーなどとブレンドして用いることで，痒みや炎症，日焼け，にきびの緩和に役立ちます．

こんな患者さんに！
- **気分を高揚させたい患者さん**
- **痛みや不安，過緊張のある患者さん**

強く鋭いペパーミントの香りは眠気を覚まし，ヒステリー時などには神経を鎮め，冷静さを取り戻す手助けになります．

こんな場面で！
- **マウスケアに**

精油をコップに一滴垂らし，水をたっぷり注いでガラガラうがいやブクブクうがいをすると，爽快感はもちろん，口臭の予防にも効果的です．また，ペパーミントの強い抗菌作用は，O–157に対する効果でも注目されました．

❗ATTENTION❗
・ペパーミントの精油は非常に刺激が強く，皮膚と粘膜を刺激する可能性があるため，使用量には十分に注意し，局所以外のマッサージは避ける
・メントールに刺激作用があることから，幼児・妊婦への使用は避ける
・高齢者への使用は，芳香浴にとどめるのが望ましい

精油の香りをかいで，ブレンディングを考えてみよう！

　実際に使用する精油の選択やブレンディングを考える前に，まずはムエット（試香紙：画用紙などを小さく細い短冊型に切ったもの）やティッシュ，コットンに精油を1滴垂らして，香りをかぎます．香りから以下の3つのイメージを考え，p.136，137の表に書き出してみましょう！

> ・香りから思い浮かぶ色
> ・香りが思い出させる感覚，感情
> ・香りをかいでどんな気分になるか

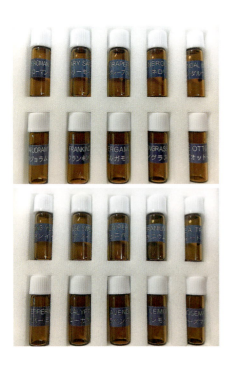

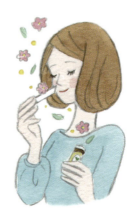

CHAPTER 4
やってみよう！ 臨床で使える
デンタルアロマセラピー

精油の基本的な知識を得たら，いよいよ臨床でデンタルアロマセラピーを実践しましょう！
本稿では実践のポイントと，診療室などで使えるアロマレシピをご紹介します．

歯科領域におけるアロマセラピーの活用と効果

　歯科領域におけるアロマセラピーの目的としては院内の環境整備や，歯科特有の薬品臭の消臭，治療時の不安や緊張の軽減（心身のリラクゼーション），芳香物質の抗菌作用による感染予防などがあげられます．歯科医師が治療にあたり，口腔内に直接精油を応用している例もありますが，本稿では，歯科診療時に患者さんが感じるストレスの緩和や痛みに対するケア，ユニットや待合室の環境に対する活用例を中心にご紹介します．

① 診療室におけるアロマセラピーの効果
ⅰ）疼痛の緩和
　精油の鎮静作用，鎮痛作用などにより，疼痛を緩和します．
ⅱ）筋肉の緊張緩和
　精油の鎮静作用（副交感神経調整作用），鎮痛・鎮痙・筋弛緩・抗炎症作用により，頸部や顎関節，口腔周囲筋の緊張を緩和し，口腔リハビリテーションなどを促進します．
ⅲ）神経系への効果
　笑気鎮静法を導入する前に，患者さんの好きな香りの精油（子どもはバニラやオレンジ，ベンゾインなどを好む傾向がある）をコットンに滴下し，1〜2分間安静状態で吸入してもらうと，精油が副交感神経に作用し，その後笑気でスムーズに鎮静させることができます．
② 在宅や病院におけるアロマセラピーの活用法と効果
ⅰ）手浴・足浴
　洗面器に40〜42℃のお湯をはり，精油を1〜3滴滴下しよく混ぜます．手首・足首から先を浸けてもらい，約10分間温め，お湯が冷める，または精油の香りがしなくなったら終了します．口腔ケア前のリラクゼーション（脱感作）や，手足の保湿・血行を促します．また，お湯の中で手を握る・開く運動をすると指の関節のリハビリテーションが促され，食具を扱う機能の向上につながります．

ⅱ) 湿布

　洗面器に42～43℃のお湯をはり，精油を1～2滴滴下してよく混ぜます．タオルを浸け込んで絞り，首の後ろに1～2分間当て，タオルが冷たくなる前に外します．口腔ケア前のリラクゼーション（脱感作）や血行を促し，また首の後ろを温めることで口腔周囲筋を含む頭頸部や肩の過緊張がほぐれます．

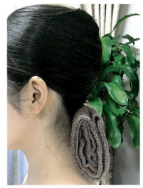

図1　湿布の様子

診療室における実践のポイント

　ここでは特に，一般の診療室などでアロマセラピーを実践する際におさえておきたいことをご紹介します．

① 適度な換気を行う

　長時間診療室にいるスタッフは，嗅覚の順応性（p.33参照）により室内の香りに慣れて，濃度を濃くしてしまいがちですが，来院する患者さんには香りがきつすぎる場合があります．適度に換気をすることで一定の芳香を楽しむことができます．

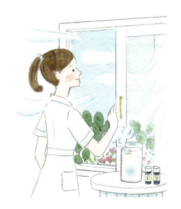

② 数種類の精油を毎回，比率を変えてブレンドする

　1種類だけを使用するよりも，2～3種類の精油をブレンドすると，ほのかな芳香でリラクゼーションを促すことが可能になる場合もあります．

③ 精油の香りの特性を知り，適切に適用する

　好きな香り，嫌いな香りという患者さんの好みのほか，癲癇，高血圧などの既往のある方，高齢者，子ども，妊娠中の方は，個々の状態により嗅覚の感受性が異なるため，芳香の際も精油の選択や濃度の調整に注意する必要があります．ユニットや待合室でアロマセラピーを実践する場合，特に芳香浴では，限られた空間全体が芳香している場合が多いため，患者さんの年齢や性別，健康状態などを十分に考慮したうえで精油を選択し，適切な濃度で行うことが望ましいです．

④ 効果的なアロマセラピーを実践するためには

　これまでの歯科領域におけるアロマセラピーの研究結果から，「どの年代においても好まれやすい，親しみのある香り」は，料理やお菓子，清涼飲料水などにもよく使われている「柑橘系の香り（図2）」であることがわかっています．さらに，柑橘系のなかでも代表的なオレンジ，レモン，グレープフルーツなどの精油には，特に多くのテルペン類の成分が含まれています（p.28参照）．このテルペン類に属するモノテルペン炭化水素類は，皮膚にはピリッとした刺激を与えますが，皮膚に触れないように調整して芳香，または噴霧させると，空気中で酸化することによりオゾンを形成し，空気中の雑菌への殺菌作用を発揮することがわかっています．

　柑橘系のような親しみやすい香りの精油を選んでブレンドし，ユニットや待合室で正しく芳香させると，患者さんに不快感を与えることなく効果を発揮させることができ，さらにインフルエンザなどの感染症予防にも役立てることができます．

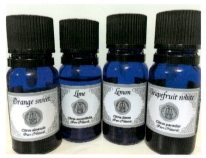

図2　柑橘系の精油
左からオレンジスイート，ライム，レモン，グレープフルーツ

診療室で使えるアロマレシピ

　まずは診療室で活用できるアロマセラピーの方法について，具体例をご紹介します．設備や環境を考慮したうえで，アロマセラピーを活用する場所や方法を検討しながら，実践していくことが必要です．

❗ 作成したものには，必ずラベルを！ ❗

ブレンドした精油の種類と分量を，作成した日付とともにラベルシールに書き込み，容器に貼ります．

待合室の試香コーナー

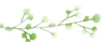

用意するもの

・ガラス容器　　・コットン
・好きな精油

作り方

ガラス容器にコットンを入れ，精油を1〜2滴垂らして蓋をする

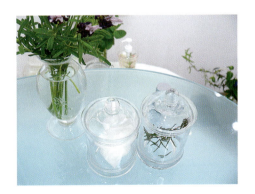

使い方

待合室に置いておき，待ち時間に自由に嗅いで楽しみ，リラックスしていただくコーナーとして活用します．

❗ 子どもの手の届かない場所に設置しましょう

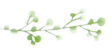

診療室での芳香浴

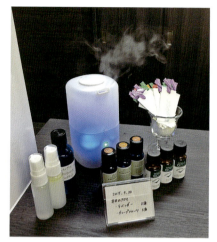

湿式のディフューザー

　診療室にアロマセラピーを導入するにあたり，比較的簡単に実践できるのはディフューザー（芳香拡散器）を用いる方法です．ディフューザーには，蒸気で香りを拡散させる湿式のものや，パッドに精油を垂らし，内蔵されたファンで精油を拡散させる乾式のものなどがあり，大きさや動力もさまざまな種類があげられます．診療室全体を芳香させたいときに有用です．

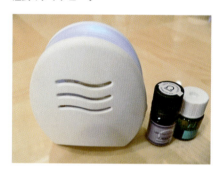

乾式のディフューザー

　アロマランプは熱により精油の芳香を拡散させますが，芳香成分は熱によって変性してしまうため，作用を期待するよりは「香りを楽しむもの」として理解しましょう．

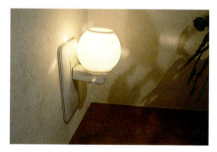

アロマランプ

押さえておきたい！ 芳香浴のポイント

・嗅覚は順応しやすい

　現場にいるスタッフは慣れてしまうので香りを感じなくなることがありますが，後から入ってきた患者さんは十分香りを感じることができるため，追加する精油の量（滴数）やタイミングに配慮します．

・同じ人でも体調によって香りの感じ方が違う

　患者さんのその日の体調を考慮するとともに，個人的な好みなども関係することを知っておきましょう．

・直接嗅ぐものとディフューザーにより拡散させるものとでは感じ方が違う

　直接瓶から芳香拡散させる器械も出ていますが，ディフューザーを用いた場合とでは同じ精油でも香りの感じられ方が変わります．前者のほうが好みであれば，ディフューザーを使うのではなく，しおりやアロマストーン（p.129参照）などに滴下して芳香させるのもよいでしょう．

・香りと記憶は連動している

　適度にブレンドを変えて，特定の香りと治療中の痛みの記憶を定着させないよう配慮します．

・適時な換気で新しく芳香させる（p.85参照）

　診療室でアロマセラピーを行うメリットとして，患者さんだけでなく，スタッフのリラックスをも促し，集中力を高めることにつながり，仕事の効率が上がることが知られています．

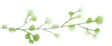

芳香・消臭・抗菌スプレー

・スプレー容器（50mL）
　（ガラス製，ポリ容器）
・無水エタノール 50mL
・ビーカー

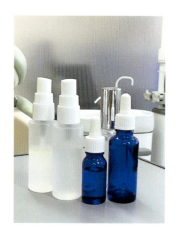

殺菌・抗菌効果のある精油

レモン，ペパーミント，レモングラス，グレープフルーツ，ユーカリ，
ティートリー，オレンジ，クローブなどのなかから3〜4種類

作り方

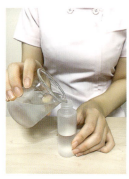

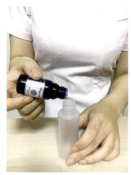

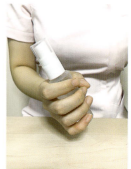

①ビーカーで測り取った無水
エタノールをスプレー容器
に入れる

②選択した精油をトータルで
10〜20滴下する

③スプレー容器の蓋をしっか
り閉めて，上下によく攪拌
する

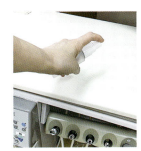

使い方

芳香目的

診療前にユニットに噴霧して，個別に芳香させます．エプロンにスプレーして，エタノールが揮発してから装着するのもよいでしょう．

消臭目的

スピットンや流し台，トイレの使用後の消臭に使えます．ゴミ箱を消臭したいときは，精油を1〜2滴滴下したペーパータオルを入れておきます．

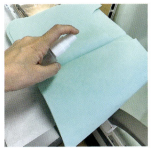

抗菌（殺菌）目的

窓やドアのガラス部分，スリッパ，トイレの便座などの清拭に使えます．

その他

玄関マットや網戸に噴霧すると，虫除けスプレーとしても活用できます．

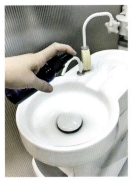

・エタノールを用いて環境用に作成しているものなので，使う精油の量は肌に触れるものより多めです
・目や粘膜に触れないように噴霧します
・作成後は1〜2カ月で使い切りましょう

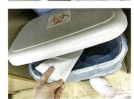

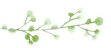

口腔周囲筋のマッサージクリーム

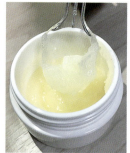

用意するもの

- クリーム用の容器（30mL）　　・ビーカー
- ミツロウ　　　　　5g　　　　・ガラス棒
- ホホバオイル　　　15mL　　　　（スパチュラでも可）

リラックス効果があり，肌への保湿によい精油
ラベンダー，フランキンセンス，ネロリ，プチグレン，クローブ，カモミール，ゼラニウム，イランイラン，ベンゾインなど

リラックス効果があり，筋肉の過緊張によい精油
ラベンダー，ローズマリー，ゼラニウム，ジュニパー，レモングラス，ペパーミント，メリッサ，プチグレンなど

作り方

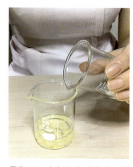

①ミツロウとホホバオイルを混ぜ，レンジで30秒ずつ温めてミツロウを溶かす

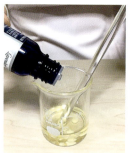

②選択した精油を**2滴**滴下して混ぜる（フェイシャル用0.5%濃度として）

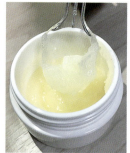

③クリーム用の容器に移し，固まったらスプーンなどですくって使用する

 ・クリームの固さは気温などによっても変化しますが，ミツロウを多めに入れると固くなるため，ホホバオイルとの比率を変えることで調整できます

作り方 〜お手軽編〜

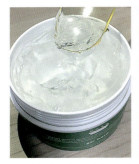

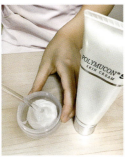

市販されている無香料の
保湿ジェル基材やクリーム基材を使用してもよい.
その場合は，**基材30mL**
に対して精油を**3滴**滴下
して混ぜて作る

無香料の保湿ジェル（写真は
base gel base／フレーバー
ライフ）

無香料のスキンクリーム（写
真はポリムコンＳ／生化学工
業）

使い方

口腔周囲筋のマッサージに
適量を手に取り，口腔周囲筋に伸ばしな
がらマッサージをします.

スタッフのハンドクリームとしても！
精油の滴数をお好みで調整し（4滴ま
で），スタッフの手の保湿などに使用し
ましょう.

・顔用と手用で精油の滴数
　が異なります
・作成後は1カ月以内に使
　い切りましょう

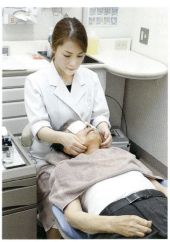

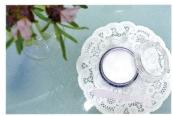

※マッサージオイル（トリートメントオイル）の
　作り方はp.42をご参照ください

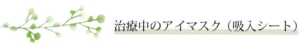

治療中のアイマスク（吸入シート）

・蓋つきのガラス容器
・大判コットンもしくは厚手の軟らかいペーパータオル
・無水エタノール　15mL
・グリセリン　　　15mL
・ミネラルウォーター　20mL
・ビーカー

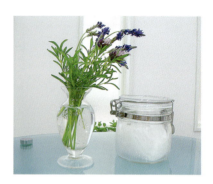

リラックス効果があり，肌への保湿によい精油
ラベンダー，フランキンセンス，ネロリ，プチグレン，クローブ，カモミール，ゼラニウム，イランイラン，ベンゾインなど

作り方

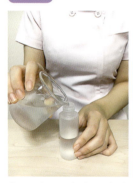

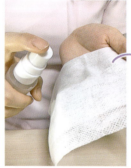

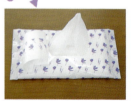

①p.90と同じ方法で，**無水エタノール→選択した精油6滴→グリセリン→ミネラルウォーター**の順で混ぜてスプレーを作る

②ペーパータオルに噴霧して均一に湿らせて使用するか，①の液体に大判コットンかペーパータオルを浸け込む．蓋で密閉したガラス容器に入れ，冷蔵庫で保存する

軟らかく，伸縮性のあるペーパータオルが望ましい

作り方〜お手軽編〜

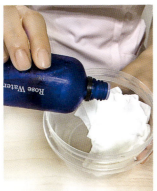

精油よりも肌への刺激が少ない市販の芳香蒸留水
（フローラルウォーター，p.40参照）を使用しても
よい．その場合は，そのままコットンやペーパー
タオルに振りかけて浸し，同様に密閉容器で冷蔵
庫で保管する

使い方

アイマスクとして
歯科治療中の患者さんの目元にかけ，リラックスした状態で治療を受けて
もらいます．

緊張時の清拭に
口腔周囲筋などのこわばりや，
皮膚の乾燥などがある場合に顔
面の清拭に使用すると，印象採
得などがしやすくなります．

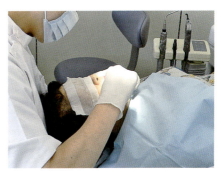

 ・作成後は1カ月以内に使い切りましょう

歯科心身症とストレス反応

　歯科心身症は，一般には「気持ちの問題」で生じていると思われていますが，それだけではありません．ストレス反応は，生命誕生の古代から受け継がれてきた「生体反応」にもかかわらず，現代社会では正しく理解されていない場合が多いようです．

　実際には，ストレス反応は敵から身を守る正常な「生体反応」で，逃亡と闘争の反応です．逃げるにしても戦うにしても，筋肉には膨大な血液が必要で，それを補うために心臓や肺の動きが高まり，さらに判断能力を高めるため，脳にも酸素やグルコースが必要となります．必要な場所に血液を供給するため，心拍数と心筋の収縮力が上がり，筋肉と脳に多くの血液を供給します．一方，消化管は逃亡や闘争において不可欠ではないため，消化液の分泌や消化機能が極度に低下し，皮膚および心臓と肺を除く体内器官からは血液が遠ざかります．また，体内でつくられた有害化合物の除去と体温下降のために発汗量が増え，肝臓が貯蔵グルコースを血流に放出するため，血糖値が劇的に上昇します．

　古代では，このような生体反応が実際に行動に結びついていましたが，現代社会では逃げたり戦うことをほとんどしないため，ストレス反応だけが生じるのです．そのため歯科口腔領域では，口腔周囲筋の浮腫がこりとなって現れ，筋肉の長径は短くなり，痛みを生じるようになります．また，消化機能が低下して唾液も減少することから，歯ぎしりやくいしばり，口内炎などが増えることが予測されます．これらのストレス反応のメカニズムを理解したうえで，歯科心身症を診ることが必要なのです．

　アロマセラピーは，不安症状を軽減させ，口腔周囲筋の緊張を緩和することから，歯科領域に現れるストレス反応の緩和にも有用と考えられます．

CHAPTER 5
正しい知識をもって
行うために
〜デンタルアロマセラピーの実際

実際に歯科領域では，どのような場面でアロマセラピーが活かされているのでしょうか？
さまざまな実例を知り，皆さんの実践に応用してみましょう.

歯科領域におけるアロマセラピーの研究報告

2007年に，アロマセラピーの基礎講座に参加した歯科医療従事者および歯学部学生に対しアンケート調査を行ったところ，受講後，特に「アロマセラピーが正しい知識をもって行うものであることがわかった」という感想が多くあげられました．本書でもこれまでさまざまな知識をご紹介してきましたが，アロマセラピーを「難しいもの」ととらえて構える必要はありません．それぞれの精油の香りの成分や特徴，活用の方法などが把握できていると，トラブルの大部分は回避することが可能となり，歯科診療環境の向上や，歯科領域における補完代替医療としても活用できることから，「学ぶことでより活かせるもの」という認識をもちましょう．ここでは，歯科領域におけるアロマセラピーの有用性について，いくつかの研究報告をご紹介します[7〜9]．

① 歯科治療中におけるアロマセラピーの活用[10]

歯科医療では，治療時に疼痛などの苦痛を伴う場合があることや，歯科特有の薬品臭，またタービンやインスツルメントなどによる金属音などもあり，治療中の患者さんの不安や緊張は大きいといえます．私たち歯科医療従事者は，患者さんとのコミュニケーションを図ることにより可能な限り不安や緊張を和らげる努力を行っていますが，十分に軽減・解消できて

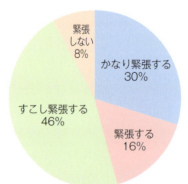

緊張しない 8%
かなり緊張する 30%
すこし緊張する 46%
緊張する 16%

図1　歯科治療時における緊張の度合いについて
程度はさまざまであるものの，全体の92%が「歯科治療時に緊張する」と答えた

いない現状があげられます.

　2006年に, 九州歯科大学附属病院 (保存治療科) を受診した患者さん50名に対して行ったアンケート調査によると,「歯科治療時に緊張する」と回答した方は全体の92%でした (図1). そこで, この患者さんのグループに対し, ラベンダー精油 (濃度1%) を用いた吸入法によるアロマセラピーを歯科治療に併用し, 治療前と治療後の不安や緊張の改善度を調査したところ, アロマセラピーを行っていない対象群50名よりも得点の変化 (改善量) が大きく (図2), 98%もの患者さんが「次回も診療時に吸入法によるアロマセラピーを受けたい」と回答しました. さらに, アロマセラピーを行った患者さん50名のうち,「アロマセラピーを知らない」と答えたのは約20%にすぎず, その認知度からアロマセラピーは比較的患者さんに受け入れられやすく, 歯科治療中の吸入法は不安や緊張の軽減に有効であるということが示唆されました.

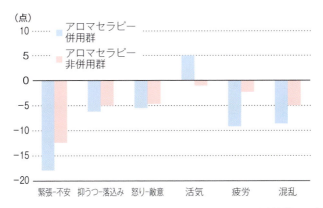

図2　両グループにおける各項目の得点の変化の比較 (日本語版POMS短縮版*による)
アロマセラピー併用群では, 非併用群に比べて「緊張-不安」をはじめとするすべての項目で改善が認められた

───────────────

※ 日本語版POMS短縮版……「緊張-不安 (Tension-Anxiety)」「抑うつ-落込み (Depression-Dejection)」「怒り-敵意 (Anger-Hostility)」「活気 (Vigor)」「疲労 (Fatigue)」「混乱 (Confusion)」の6つの尺度から気分や感情の状態を測定する検査

② 顎関節症に対するアロマセラピートリートメント[11]

顎関節周囲の筋痛を訴えて九州歯科大学附属病院（口腔外科）を受診し，薬物療法やスプリント療法を3カ月以上行っても効果がみられなかった顎関節症患者7名に対して，口腔周囲筋を含む頭頸部へのアロマセラピートリートメント（マッサージ）を，週に1回，約20分間継続して行いました．7名それぞれの症状は，10回の施術までに緩和および改善されました．

施術前には高値であった，精神的・身体的ストレスの度合いを示す唾液アミラーゼ活性や，フェイススケール，疼痛評価に用いられる Visual Analogue Scale（VAS）値は，いずれも施術終了後には有意に改善されていました．また，右僧帽筋の筋硬度も，過緊張が有意に改善したことが示されました（図3）．

③ 歯学部の学生による相互実習時のアロマセラピー[3,12]

前述の研究と同じ方法で，歯学部学生15名（女性4名，男性11名，平均年齢25.1歳）による浸潤麻酔の相互実習時に，ラベンダー精油（濃度1％）の吸入法を行いました．治療開始時に，術者役の学生がシートを患者役の鼻孔にかからないように静置し，5分間安静にして双方に揮発する精油成分を吸入してもらいました．歯科治療のなかでも特に不安や痛みを伴う浸潤麻酔の前後における患者役の心理にどのような変化があるか，また術者への影響についてもアンケート調査を行い，アロマセラピー併用の有効性について検討しました．

その結果，非併用時と比較して，患者役における「緊張-不安」「疲労」「抑うつ-落込み」「混乱」の値が有意に低下し，所定の時間枠における気分の状態が改善され，アロマセラピーが浸潤麻酔時に患者さんの不安や緊張などを緩和する可能性が示唆されました（図4）．またアンケート調査からも，患者役，術者役の大部分が香りを嗅いだときにリラックスでき，今後もアロマセラピーを併用した診療を希望したことから，患者と術者の双方においてストレスが軽減された状態での歯科診療が実施できる可能性が示唆されました．

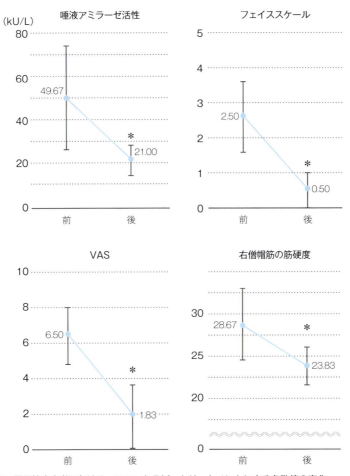

図3　顎関節症患者における，アロマセラピートリートメントによる各数値の変化
（＊p＜0.05）

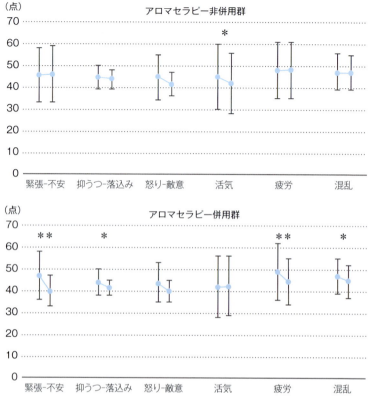

図4　浸潤麻酔時におけるアロマセラピー併用の効果（日本語版POMS短縮版による）
アロマセラピー非併用群に比べて，併用群のほうが多くの項目において有意な改善が認められた（*p<0.05, **p<0.01）

④ 保育園での口腔ケア教室におけるアロマセラピー[13]

　小児にとっては，歯科治療や口腔ケアの多くは理解しづらい内容であり，侵襲的処置を含まない口腔内診査であっても，恐怖心から泣いたり暴れたりする治療拒否が多くみられます．診療現場では小児の患者さんが混乱しないためのさまざまな配慮や対応策がとられますが，まずは家庭や幼稚園・保育園などの施設において，小児および保護者の口腔ケアに対する

関心を喚起し，歯磨きや口腔ケアを習慣化させることが最良の対策といえます．そこでまず，保育園に通っている0〜5歳児（以下，子ども）の保護者を対象に，口腔ケアやストレスに関するアンケート調査を実施したところ，98％の保護者が「子どもの口の健康に関心がある」と回答し，93％が「保護者による子どもの歯磨きを実施している」と回答しました．一方，日常生活においては44％が「ストレスを感じている」と回答しており，理由としては仕事と育児の両立がもっとも多く，続いて仕事，時間がないことがあげられていました（図5）．これらの結果は，保護者に対して乳幼児の口腔ケア指導を行う際には，何らかのストレスを抱えている可能性があることを考慮したうえで指導法を考える必要があることを示しているといえます．

　そこで，親子の被験者全員に対して，まずストレス状態の程度を示す唾液アミラーゼ活性を測定し，説明とパッチテストを行った後に精油を含んだコットンを保護者の胸ポケットに入れ，身体と口腔周囲へのタッチング※

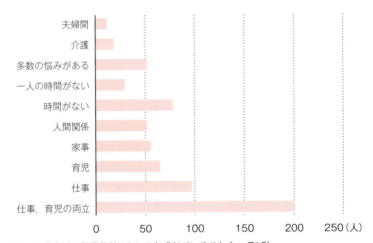

図5　日常生活で保護者がストレスと感じていること（n＝712）

※ タッチング……患者さんへの安心を提供する目的で行われる非言語的コニュミケーションによる看護技術．手を当てたり，さすったりするなどの方法があり，痛みや不安を軽減する効果があります

を実践し，口腔内観察と歯ブラシによる口腔ケアを行ってもらいました．精油は，オレンジ，グレープフルーツ，ライム，ラベンダー，フランキンセンス，メリッサのなかから好きな香りを1つ選んでいただきましたが，選択された精油の多くは柑橘系でした．その後，親子の被験者全員の唾液アミラーゼ値が有意に改善しており，親子への口腔ケアの指導にアロマセラピーとタッチングを併用した「デンタルアロマタッチング」を取り入れることで，日々の歯磨きの時間を楽しみながら口腔に関心をもち，同時にストレスを軽減させて歯磨きを行いやすい環境をつくれることが示唆されました（図6）．

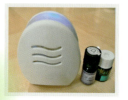

アロマセラピー
ストレスケア

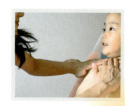

タッチング
相互が触れ合う
ことにより絆と
安心感が生まれる

**デンタル
アロマタッチング**
香りのなかで
顔や口に触れ
歯磨きを
楽しい時間に

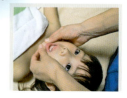

図6 デンタルアロマタッチング
アロマセラピーの「香り」とタッチングの「安心感」の両方の効果をもたらす「デンタルアロマタッチング」を勧めることで，親は子どもの身体だけでなく口や歯にも触れることに慣れる．また子どもも小さいころから口や歯にも触れられることに安心感を覚え，口腔内を親子いっしょに観察することに意識を向けやすくなる

アロマセラピーが活用された歯科症例

補完代替医療として唾液腺，口腔周囲筋のマッサージ，ストレッチ，口腔ケアおよび口腔リハビリテーションにアロマセラピーを併用し，口腔や心身の症状が改善された症例をご紹介します．

▪ 症例 1 ▪

患者：66歳，男性

主訴：顎がゴロゴロして痛い，ガクガクする，口が開かない，頬のこわばり，舌がもつれる

背景：デパス（精神安定薬），レスリン（抗うつ薬）を10年間服用

アロマセラピーの方法

使用した精油：ラベンダー，ゼラニウム，ローズマリー

3種の精油をホホバオイルにて0.5%に希釈したものを使用し，週1回，約20分の頭頸部（顎関節周囲，口腔周囲筋，唾液腺を含む）のアロマセラピートリートメント（マッサージ）を行った（図7）

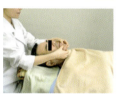

図7　頭頸部に対するアロマセラピートリートメントの様子

アロマセラピートリートメントにより口腔周囲筋の過緊張（左右の咬筋，僧帽筋の筋硬度）が緩和され，フェイススケール，唾液アミラーゼ活性も改善されました．主訴であった不快症状が軽減し，それまで本人の意識を向けられなかった口腔衛生への介入が可能となりました．また，口唇や顔面の皮膚の血行が促進され，肌の血色等が改善されるなど，表情に変化が現れたことも本人や家族の励みとなりました．アロマセラピートリートメントを受けた日はリラックスして眠れるようになり，10年間服用していた精神安定薬も23回の施術以降，漢方薬へ移行できました（図8）．

以前は家にこもりがちでしたが，施術後はハイキングや旅行に出かけられるようになり，現在は気分的にも安定した生活を送れています[3]．

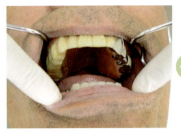
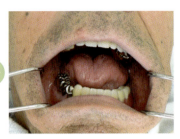

施術開始時
口腔周囲筋の過緊張により，開口自体が
難しい状態

施術23回目
口腔周囲筋のこわばりが緩和され，開口
維持もできるようになった

図8 頭頸部に対するアロマセラピートリートメントの効果

・症例2・

患者：78歳，男性

主訴：歯磨きの拒否，開口困難（施設職員より）

背景：誤嚥性肺炎のため入院．入院時に，前の入所施設から「口が開かないので歯磨きができません」と申し送りを受けた．要介護5

アロマセラピーの方法

使用した精油：ラベンダー，オレンジ

　歯科衛生士の胸ポケットに，各精油を1滴ずつ垂らしたコットンを入れ，歯磨きの前に芳香させながら約2～3分間，咬筋，頬骨筋，口輪筋，舌骨筋群のマッサージ，ストレッチを行った

　入院当初は口腔周囲筋の過緊張がみられ，指示しても開口できず，口腔内に歯ブラシが入るスペースがありませんでしたが，上述したマッサージおよびストレッチの施術後に徐々に開口が促され，唇，頬側面から，咬合面のブラッシングが可能になり，さらにその刺激により開口が促され，口蓋側，舌側のブラッシングも可能となりました．またスポンジブラシの使用も可能になり，プラークや食渣も除去できるようになりました（図9）．

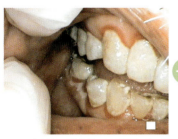 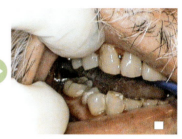

アロマセラピー導入前．口が開かず，歯磨きができなかった

アロマセラピーによる口腔周囲筋のマッサージを行ったところ，歯ブラシが入り，ブラッシングが可能になった

図9　アロマセラピーによる開口の促進効果

▪ 症例3 ▪

患者：77歳，女性

主訴：ご主人より「もう一度ご飯をいっしょに食べたい」

背景：原因不明の発熱により急性期で入院．その後寝たきり（要介護5，経鼻栄養）となり，在宅へ移行

アロマセラピーの方法

使用した精油：ラベンダー，ゼラニウム，ローズウッド，メリッサ

　4種の精油をホホバオイルにて0.5％に希釈したものを使用．訪問診療にて週1回，約20分の顎関節周囲，口腔周囲筋，舌骨筋群，唾液腺のアロマセラピートリートメント（マッサージ）を行った．さらに，毎回患者さんの胸元に柑橘系（オレンジ，レモン，グレープフルーツ，ライム）の精油を滴下したティッシュを置いてから口腔ケア・口腔リハビリテーションを行った

　在宅に移行した翌月から歯科医師やケアマネジャーと連携し，訪問診療にて口腔ケアを行いました．初回は開口困難で指示も通らず，目も閉じられたままです．まずは口腔周囲筋などに対するアロマセラピートリートメントを行い，また口腔内はできる範囲での口腔ケアに留めました．2回目

の訪問時から目を開けられ，比較的早く舌骨筋群のほぐれを実感し，3回目には入院以降外したままだった義歯が装着できるようになりました．義歯を装着すると発語，嚥下もみられるようになり，口腔内外からの口腔ケア，口腔リハビリテーション，マッサージなどの刺激の継続により，嗅覚と味覚が回復．さらに介入後5カ月で経鼻栄養から完全に離脱し，常食のみとなりました．その後，座位もとれるようになり，現在は車椅子でデイサービスに行かれるまでに回復されています（図10, 11）．

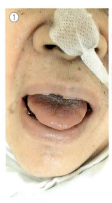
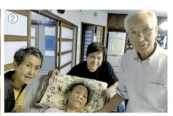

図10　口腔ケア開始から3カ月後
①経鼻栄養中．開口できるようになり，舌の力は弱いものの，下口唇まで伸ばせるようになった
②表情はまだ乏しいが，目は開かれ，義歯も装着できた

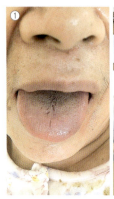
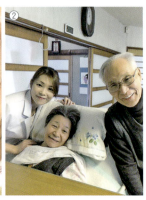

図11　口腔ケア開始から半年後
①経鼻栄養チューブが外れ，経口摂取が始まると舌の状態も改善し，下口唇よりも外まで伸ばせるようになった
②笑顔の患者さんと

歯科診療室でトラブルを起こさないために 〜よくあるQ&A

　精油には，心身に働きかける薬理作用があり，海外では長く治療目的にも活用されていますが，日本の場合，趣味や雑貨として広がったこともあり，一般的なブームの裏でもトラブルが多くあるのが現状です．ここでは，アロマセラピーを導入している歯科医院から実際に多く寄せられる，アロマセラピーに関する質問やトラブルの例をご紹介します．

Q 「香りがきつい」と患者さんに言われます

A 長時間部屋にいるスタッフは，芳香している香りに慣れて（p.33参照）濃度を上げてしまいがちですが，来院する患者さんには香りがきつすぎる場合があります．この場合，次々に精油を追加したりせず，精油の滴数を減らしましょう．また適度な換気や，スタッフや患者さんの動線なども考える必要があります．患者さんの通り道にふんわりと芳香させる程度でも，十分アロマセラピーの効果は期待できます．

Q 合成香料か精油かの見分けがつきません．当院で使っているのは本物でしょうか？

A ①アロマセラピー専門店で購入したか，②学名，抽出法，成分分析表などは把握できるか，③遮光瓶に入っているか，などを確認します（p.36参照）．

Q アロマオイル（精油）はどのくらいもちますか？

A 精油は遮光瓶に入っています．通常は劣化を防ぐためキャップをしっかりと閉め，冷暗所に保管したうえで，柑橘系の精油の場合は開封して半年以内，それ以外の精油は1年以内に使い切ります．

Q タオルに垂らして使用していたら，患者さんの皮膚についてしまいました

A 皮膚に付着した場合は大量の水で洗浄し，皮膚に違和感が残る場合は，使用した精油瓶（ラベル）を持って皮膚科を受診させるなどの対応が必要です．精油には光毒性があるもの，皮膚感作などを引き起こすものや皮膚刺激が強いものもあり（P.35参照），また衣類に着色するものもありますので，原液を直接使用するのではなく，まずスプレーなどを作成し，希釈された状態のものをタオルや患者さんのエプロンなどに噴霧してから使用するほうが導入しやすい場合もあります．スプレーを噴霧するときは，患者さんと術者の顔や目に入らないように注意しましょう．

Q 「この香りは嫌だ！」と患者さんからクレームがありました

A 好き，嫌いな香りという個人の好みもありますが，女性の場合はホルモンのバランスの変動などの体調により好みが変化する場合があります．また香りは，情動や記憶に関連している大脳辺縁系にダイレクトに伝わるので（p.33参照），仮に前回の治療時に，その香りのなかで患者さんが痛みを感じていたとすると，「この香り＝痛みを思い出す」という理由で"嫌な香り"になってしまっている可能性も考えられます．1種類の精油を単独で芳香させるより，数種類をブレンドし，毎回テーマを変えて芳香させるなどの配慮をしたほうがよい場合もあります．

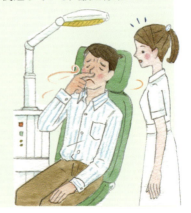

Q どんな患者さんにも使用できますか？

A 基本的に院内でディフューザーやスプレーなどを用いて芳香させる場合は，多くの人に好まれる柑橘系の精油を数種類ブレンドするか，柑橘系の精油をベースとして甘い香りのラベンダー，ジャスミン，イランイラン，ゼラニウムなどをブレンドするとよいでしょう．吐き気や頭痛のある患者さんには，スッキリするペパーミントやマジョラム，レモンなどが有効です．エプロンなどに吹きかけて芳香させたりする場合，癲癇や高血圧の治療をされている方，子どもの患者さんには，刺激のあるローズマリー，ユーカリなどは避けます．

　安全で正しいアロマセラピーの知識・技術を学び，習得することで，歯科治療中の患者さんの不安・緊張，慢性疼痛の緩和や，歯科領域の不定愁訴，生活習慣の改善，また口腔ケア，カウンセリング，口腔機能の維持・向上の手段として活用することができます．

COLUMN

認知症に対する
アロマセラピーの活用

　厚生労働省の研究班の推計によると，超高齢社会が急速に進む日本において，認知症の高齢者は軽度を含めると約462万人（2012年時点）に上り，さらに予備軍とされる約400万人を加えると，65歳以上の4人に1人が認知症であるといわれています．

　現在，認知症患者へのアロマセラピーの活用について研究が進められており，具体的な効果としては睡眠障害や不穏・興奮などの症状の改善が知られています．さらに，鳥取大学の浦上教授らの研究では，自律神経システムによる概日リズム（サーカディアンリズム）に合わせて，朝に交感神経を活性化させ，集中力を高め，記憶力を強化する作用を示す「ローズマリー・カンファー」と「レモン」の精油を，夜には副交感神経を活性化させ，鎮静作用を示す「ラベンダー」と「オレンジスイート」の精油をそれぞれディフューザーで散布すると，認知症患者の知的機能を改善し，また認知機能低下の予防に有用であることが示唆されました[3〜6]．

　特に，嗅覚機能が低下するといわれているアルツハイマー型認知症では早期に精油を用いて海馬に嗅覚刺激を伝えることで，脳機能の活性化につながるといわれています．また先述した香りのブレンドは，いろいろなケアの場面に活かせますので，ぜひ覚えておきましょう．

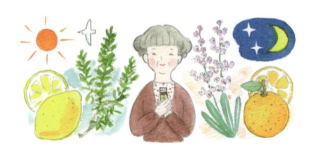

CHAPTER 6
自分で試そう！
患者さんに伝えよう！

普段の診療中に，肩や腰，眉間に力が入ったり，歯をくいしばったりしていませんか？　まずはぜひ，歯科医療者の皆さん自身でアロマセラピーを試してみてください．そのうえで，患者さんへのセルフケア指導などにも取り入れていきましょう！

ストレスケアとアロマセラピーの活用

環境の変化や人間関係，または生活の疲れなどにより，心に不安や怒り，悲しみ，憂うつのような精神症状が現れ，このような状態が続くと身体機能に異常が現れます．このような状態を「ストレス」といい，ストレス反応は一定の生理反応を誘発し，人々の健康に多くの問題を引き起こします（p.96 参照）．

アロマセラピーが嗅覚を介して大脳辺縁系にダイレクトに働きかけるという性質を利用し，生活に香りを取り入れることで，ホメオスタシス（恒常性）や自律神経のバランスを整え，生活習慣の改善にもつなげることができます．

適切なセルフケア法を知ろう！

① 呼吸法

好きな精油をハンカチやタオル，ティッシュなどに垂らし，胸元に置きます．仰臥位になり，目を閉じて身体の力を抜き，鼻からゆっくり，大きく息を吸いこみましょう．胸がパンパンに膨らんだら，ゆっくり口から糸を吐くように細く息を吐き出します．この深呼吸を3，4回繰り返しながら，肩の力を抜きます．次に目の力，さらに額，眉間の力を抜いていきます．仰臥位になれない場合は座位で同じように呼吸していきましょう．

② ヘッドマッサージ

アロマオイルなどを用いて髪の生え際，筋肉の付着部から頭頂部にかけて，指の腹で円を描くよう，皮下の筋肉を動かすようにマッサージしていきます．頭が重いときや疲れ目に有効です．

③ ストレッチ

筋肉の走行に沿って身体を動かし，筋肉を伸ばすようにしていきます．精油を用いた入浴時や，①の呼吸法の後に行うと効果的です（図1）.

④ アキュポイントトリートメント

　フェイシャル用（0.5％）に濃度を調整したアロマオイルを手のひらにつけて，顔全体に塗り広げながらツボを押していきます（図2）．

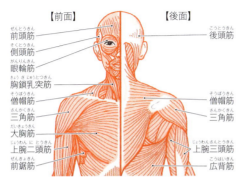

【前面】　　　　　　　　【後面】

前頭筋（ぜんとうきん）
側頭筋（そくとうきん）
眼輪筋（がんりんきん）
胸鎖乳突筋（きょうさにゅうとつきん）
僧帽筋（そうぼうきん）
三角筋（さんかくきん）
大胸筋（だいきょうきん）
上腕二頭筋（じょうわんにとうきん）
前鋸筋（ぜんきょきん）

後頭筋（こうとうきん）
僧帽筋（そうぼうきん）
三角筋（さんかくきん）
上腕三頭筋（じょうわんさんとうきん）
広背筋（こうはいきん）

図1　ストレッチで理解したい筋肉の走行

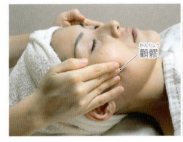

顴髎（かんりょう）

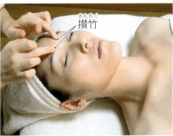

攢竹（さんちく）

顴髎：三角形に隆起している頬骨のきわ　　攢竹：左右の眉頭の内側のくぼみ

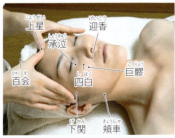

上星（じょうせい）
承泣（しょうきゅう）
迎香（げいこう）
百会（ひゃくえ）
四白（しはく）
巨髎（こりょう）
下関（げかん）
頬車（きょうしゃ）

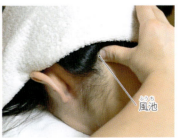

風池（ふうち）

上星：額の中央の生え際，百会：耳の上端を親指で押さえて両手中指がつくところ

風池：後頭部の首のつけ根，後頭骨の下のくぼみから2〜3cmほどの左右

図2　代表的な顔のツボ

陰陽学説とアロマセラピー

　適切なアロマセラピーを行う前には，まず体質を見立てることが重要です．中医学の考え方をもとに個人の体質を見立て，体質に合った精油を選択して行うアロマセラピーを「中医アロマセラピー」といいます．ここで中医学における「陰陽の働き」を理解しましょう．

> **陰** の働き　冷やす，鎮静する，眠りを促す，リラックスさせる
>
> **陽** の働き　温める，活性化する，刺激を与える，目覚めさせる，リフレッシュさせる

　陰の力が不足していることを「陰虚」，陽の力が不足していることを「陽虚」といい，それぞれ特有の症状がでてきます（図3）．中医アロマセラピーでは，①四診（体質の情報を集める），②弁証（身体を見立てる），③論治（精油を選択する），④セルフケア（お好きな方法で！）の手順でセルフケアを進めます．

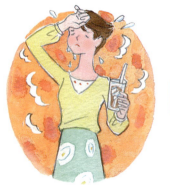
陰虚

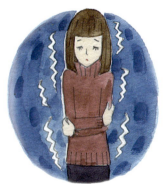
陽虚

図3　陰虚と陽虚の症状
陰虚では身体が火照り，喉が渇いたり，空咳がでたりする．精神的にはイライラや不眠傾向が生じることもある．陽虚では身体が冷え，疲れやすくなったり食欲が減退したりする

五行学説とは？

　中医学では，「自然界に存在するすべてのものは『木・火・土・金・水』という5つの生活必須物質からなり，この5つが互いに助け合い，抑制し合う」という「五行学説」の考え方が基本となっています（「行」にはめぐる・秩序という意味があります）．この五行のバランスが崩れると病気になり，バランスを改善するには不足しているものを補い，過剰なものを捨てるという考え方です（図4）．

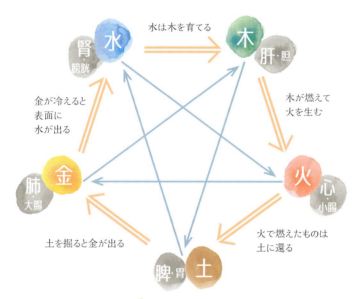

図4　五行学説の考え方
たとえば「肝（肝臓）」は「相生の関係」にある「心（心臓）」の働きを助け，「相剋の関係」にある「脾（脾臓）」の働きを抑制している．もし何らかの原因で肝の機能が低下すると，心の機能は低下し，同様に心と相生・相剋関係にある臓腑にも影響が生じる．一方で脾の機能が活発になりすぎると，脾と相剋関係にある腎の機能の低下につながる．このように，人体もそれぞれの臓腑が影響し合いバランスをとっているという考え方

五行学説から精油のオーダーメイド処方をしてみよう！

　以下の表で当てはまるものにチェックし，一番チェックが多いのが自分のタイプです．タイプごとに効果的な精油を選択しましょう．

Type 1

- [ ] イライラしやすい，怒りっぽい
- [ ] 目が疲れやすい，めまいが起こる
- [ ] 抑うつを感じる
- [ ] 便秘と下痢を繰り返す
- [ ] 眠れない，夢をみることが多い
- [ ] わき腹や胸が張って苦しい
- [ ] 爪が欠けやすく脆い
- [ ] 肩こりがある
- [ ] 脚がつりやすい
- [ ] 月経痛が激しい，月経不順

Type 2

- [ ] 不安感がある
- [ ] 寝つきが悪く，途中で起きる
- [ ] 動悸，息切れがある
- [ ] 左側の肩や肩甲骨がこる
- [ ] 口内炎ができやすい
- [ ] 滑舌が悪い
- [ ] 足がむくむ
- [ ] 物忘れしやすい
- [ ] 舌の色が赤い，淡白，茶褐色
- [ ] 口が渇く

Type 3

- [ ] 胃下垂
- [ ] 食欲がない
- [ ] 下痢をしやすい
- [ ] 舌苔が白い，黄色い
- [ ] 手足がだるい
- [ ] 身体が痩せる
- [ ] むくみやすい
- [ ] 内出血斑（アザ）ができやすい
- [ ] 月経がだらだらと続く
- [ ] 皮膚の色が黄色っぽい

Type 4

- [ ] 皮膚が弱い
- [ ] 風邪を引きやすい
- [ ] アレルギー性の疾患にかかりやすい
- [ ] 喫煙する，または身近に喫煙者がいる
- [ ] 肌の色が白い，もしくは黄色っぽい
- [ ] 喘息がある
- [ ] 咳や痰が出やすい
- [ ] のどが腫れて痛みやすい
- [ ] 呼吸が苦しい
- [ ] 目のかゆみ，鼻汁が多い

Type 5

- [ ] 下半身がむくみやすい
- [ ] 足腰がだるい
- [ ] 無気力
- [ ] 骨や歯が脆い
- [ ] 病気にかかりやすく，治りにくい

- [ ] 抜け毛，白髪がある
- [ ] 耳鳴りや聴力低下がある
- [ ] 肌の色が黒ずんでいる
- [ ] 舌の色が白っぽい
- [ ] 舌の縁に圧痕がある

☞ Type 1 のチェックが多い人は……

 肝・胆タイプ（木のタイプ）

【特徴】

ストレスの影響を受けやすいタイプです．情緒の安定が崩れ，自律神経系のトラブルが起こりやすくなります．またこれによりめまい，疲れ目などのトラブル，月経のトラブルなどが生じます．

【お勧めの精油】

気（エネルギー）のめぐり，血液の循環をよくし，こり固まった身体をリラックスさせる効果や，リフレッシュ効果のある精油（特に柑橘系の精油が効果的）

> オレンジスイート，グレープフルーツ，マンダリン，カモミール・ジャーマン，ベルガモット

【お勧めのセルフケア法】

芳香浴，アロマバス，手浴，足浴，ヘッドマッサージ

☞ **Type 2 のチェックが多い人は……**

 心・小腸タイプ（火のタイプ）

【特徴】

神経の細やかさが体調に現れやすいタイプです．悩みすぎて眠れないなど，神経が過敏になっている状態です．循環器の働きが衰えると，動悸や息切れ，左側の肩や肩甲骨がこるなどのトラブルが生じます．

【お勧めの精油】

血液の循環をよくし，心を落ち着かせる作用のある精油

> ラベンダー，ローズオットー，ローズマリー，ネロリ，メリッサ，ジャスミン，レモングラス，イランイラン

※特に舌が赤い，口が渇く場合はネロリ，メリッサ，ジャスミン，舌が淡白な場合はイランイラン，レモングラス，舌に茶褐色の斑点がある場合はローズマリーがお勧めです

【お勧めのセルフケア法】

芳香浴，アロマバス，頸部や背中・わきから腕や指先にかけたトリートメント，スキンケア，クレイパック

☞ **Type 3 のチェックが多い人は……**

 脾・胃タイプ（土のタイプ）

【特徴】

胃腸系の不調和があり，痩せ型か水太りしやすいタイプです．特に梅雨の時期に胃腸や体調を崩しやすい特徴があります．また口は消化管の一部であるため，胃腸の不調は特に舌や口腔内などに現れます．

【お勧めの精油】

消化吸収を助ける精油（特にペパーミント，柑橘系）

> ペパーミント，レモン，オレンジ，グレープフルーツ，スイートマジョ
> ラム，パチュリ，ジンジャー，フランキンセンス，ベチバー

※特に舌苔が白い場合はスイートマジョラム，黄色い場合はペパーミント，レモンがお勧めです

【お勧めのセルフケア法】

芳香浴，アロマバス，ハンドトリートメント，顔面（下関，頬車，四白）・
デコルテ・脚の上面のトリートメント

☞ **Type 4 のチェックが多い人は……**

 肺・大腸タイプ（金のタイプ）

【特徴】

呼吸器系，皮膚など身体を守るバリア機能が弱りやすいタイプです．虚弱
体質で風邪などを引きやすかったり，鼻炎，花粉症などのアレルギー疾患
を抱えていることもあります．

【お勧めの精油】

免疫機能を高める作用，抗菌作用のある精油

> ティートリー，サイプレス，クラリセージ，ペパーミント，フランキ
> ンセンス，ラベンダー，サンダルウッド，ゼラニウム

【お勧めのセルフケア法】

芳香浴，アロマバス，顔面（迎香）・頸部・デコルテ・肩から指先までのトリー

トメント，ハンドトリートメント

※鼻炎の方も含め，マスクに香りづけして診療中に鼻の浄化を図るのも効果的です

☞ **Type 5 のチェックが多い人は……**

 腎・膀胱タイプ（水のタイプ）

【特徴】

代謝が悪く，身体を温める機能が弱まり，冷え性になりやすいタイプです．腎は生きるエネルギーの源と考えられ，腎の弱りは，「生きるエネルギーが低下している（老化）状態」といえます．

【お勧めの精油】

老化防止作用のある精油や，身体を温める作用のある精油

ゼラニウム，ローズウッド，サンダルウッド，ジュニパーベリー，ジンジャー，サイプレス，ベチバー，ジャスミン，ローズオットー，ネロリ，フランキンセンス，ブラックペッパー

【お勧めのセルフケア法】

芳香浴，アロマバス，顔面（攢竹）・背中・腰・臀部・デコルテのトリートメント

※「中医学」（あるいは「中医」）とは，中国で発展してきた伝統医学の呼称です．日本では，漢の時代に伝来した中医学が基本となっていることから「漢方医学」とよばれますが，これは日本で独自に発展したものです

セルフケアで使えるアロマクラフト

　ここでは，さまざまなセルフケアの場面で使えるアロマクラフトのレシピをご紹介します．まずはお仕事の息抜きに作ってみてください．また、患者さんにもぜひお伝えして，心身のリラクゼーションを促してもらいましょう！

ティッシュやハンドタオルに

　ティッシュやハンドタオルなどに好きな精油を 1 〜 2 滴垂らして，枕元に置いたり，鞄の中に入れて持ち歩いたりして香りを楽しみます．

リネンや肌へのスプレー

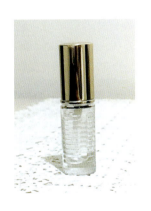

《リネン用》

① スプレー容器（30mL）に，無水エタノールを 5mL 入れる

② 抗菌作用があり，色のついていない精油を，合計 3 〜 12 滴滴下する

┌─────────────────────────────┐
　ペパーミント，ユーカリ，ティートリー
└─────────────────────────────┘

③ 容器の首のところまでミネラルウォーターか蒸留水を注ぐ

④ 蓋を締めて容器をよく左右に振り混ぜる

※白いシーツやワイシャツにも噴霧して使えるよう，色のついていない精油をブレンドします

《スキンケア用（0.5%）》

① スプレー容器（30mL）に，無水エタノール 5mL を入れる

② グリセリン 5mL を入れる

※保湿を高めたい場合はグリセリンをすこし多めに入れます

③ 精油を 3 滴滴下する

> 皮脂の分泌調整：ゼラニウム，イランイラン
>
> にきび肌：ティートリー，ラベンダー
>
> 赤ら顔：サイプレス
>
> 肌の引き締め：ローズマリー

④ 容器の首のところまでミネラルウォーターを入れ，蓋を閉めてよく振り混ぜる

※肌に直接使用するためミネラルウォーターが望ましいですが，代わりに芳香蒸留水（フローラルウォーター）を使用してもよいです

　上記の精油は，頭皮の血行を促進し，毛根を引き締めるとともに，頭部筋肉のうっ滞を除去します．髪への保湿を高める効果も期待できるため，顔だけではなく，ヘアスプレーとしても使用できます．

※アルコールに弱い方は無水エタノールを入れず，不足分はグリセリンで補い，精油が混ざるようにしてからミネラルウォーターや芳香蒸留水で希釈してください

 ## バスボム

① ビニール袋に，下記の材料を順番に入れていく

・重曹　　60g　・クエン酸　30g

・天然塩　30g

※お好みでドライハーブやアースピグメント（天然色素）などを入れ，色づけしてもよいでしょう

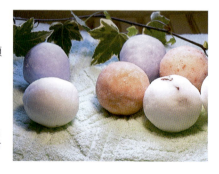

② 精油を 3 滴滴下する

> **リラックスしたいとき**：ラベンダー・ローズウッド・ゼラニウム・
> メリッサ
> **スッキリ目覚めたいとき**：ラベンダー・ローズマリー・メリッサ・
> マジョラム・ペパーミント

③ ビニール袋の上からよく振り混ぜる
④ ビー玉などがあれば真ん中に入れて包むようにしてまとめ，お団子の
　形になるように丸く握り，固めていく
※ゼリーやプリンの型に押し込み，固めて成型していくのもお勧めです

　お湯を張った浴槽や洗面器に入れて，炭酸泡の芳香入浴を楽しみましょ
う．天然塩には，血行促進やむくみの改善，発汗作用によるダイエット効
果，角質ケアや，殺菌作用による肌トラブルの解消効果などがあります．

 ラベンダークリーム

① 適当な容器に，無香料のクリーム
　基材 30g を入れる
② クリーム基材に，ラベンダー精油
　を 6 滴加え，混ぜる

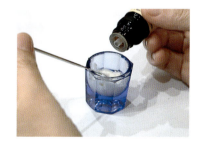

　ガットフォセのエピソード（p.25 参照）にあるように，ラベンダーは
皮膚のトラブルに有効です．日焼けで火照った腕や足に，ラベンダークリー
ムを冷蔵庫で冷やしてから塗布すると，回復が早まります．

リップクリーム

① リップクリーム容器に，下記の材料を
　混ぜて入れる
　・ミツロウ　　　　3g
　・ホホバオイル　10g
　・精油　　　　　　1滴

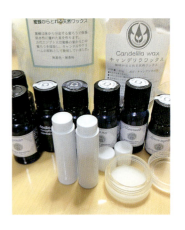

> ラベンダー，ペパーミント

※お好みで，つや出し効果のあるキャンデリラワックス（1g）や，保湿効果のあるシア
　バター（1g），はちみつ（1g）などを入れます

 アロマシャンプー

① ポンプ容器に，シャンプー基材を 50mL 入れる
② 以下から好きな精油を選び，合計 10 滴をシャンプー基材に滴下し，ガ
　ラス棒などでよく混ぜる

> **皮脂の分泌調整**：ゼラニウム，イランイラン
> **頭皮の引き締め**：ローズマリー，ペパーミント
> **頭皮のターンオーバーの促進**：ラベンダー

　使用の際はよく泡立て，筋肉の走行に沿って，生え際から頭頂部に向かっ
て地肌の下を揉み込むようにマッサージしながら頭皮を洗っていきます．
日常的にパソコンなどで集中して頭や目を使っている場合，眼精疲労や頭
の疲れがスッキリし，ストレス解消の効果があります．また，上述した精
油をブレンドすると，抜け毛予防や育毛効果も期待できます．

アロマソープ

① カットされている MP グリセリンソープ 100g をビーカーに入れ，電子レンジ（500W）で沸騰しないように様子をみながら，1 分ずつ加熱していく

※沸騰させてしまうと，石鹸素地に気泡が入り，クリアな色が出にくくなります

② きれいに溶けきったら，精油 10 ～ 20 滴と，お好みでドライハーブやアースピグメントなどを入れて，型に流して固める

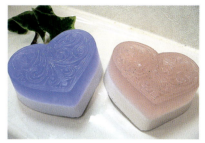

> ゼラニウム，イランイラン，ティートリー，ラベンダー，サイプレス，ローズマリー

※固まりやすいので，電子レンジで溶かした後は素早く作業しましょう

　皮膚にやさしいグリセリンソープを使うことで，好きな香りで毎日の洗顔時のスキンケアが可能になります.

手ごね石鹸

① ボウルに下記の材料を入れてよく混ぜる

- ・石鹸素地　　　300g
- ・好きな精油　　10 滴
- ・ドライハーブ　10g
- ・熱湯　　　　　40mL
- ・はちみつ　　　5g

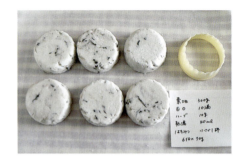

② 手で伸ばし，型抜きをする

　子どもの工作や，施設への訪問診療などで高齢者の手指のリハビリテーションとしても楽しく作れます．

※このレシピでは 70g の石けんが 6 つできます

 クレイパック

① 容器にクレイを大さじ 2（約 30g）入れる
② ミネラルウォーターか精製水，もしくは芳香
　 蒸留水を大さじ 2 弱（約 26 ～ 28g）加え，
　 すりこぎかスプーンなどでよく混ぜる
③ 好きな香りの精油を 1 滴滴下し，混ぜる

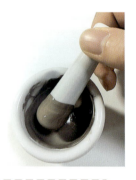

> 皮脂の分泌調整：ゼラニウム，イランイラン
> 肌の引き締め：ローズマリー
> 肌のターンオーバーの促進：ラベンダー，ネロリ

クレイは，「クレイセラピー」というケアの方法があるほど，身体の汚れ，毛穴の汚れをよく落としてくれます．目や口の周りを避けて顔中に塗布し，約5〜10分放置後，クレイの色が変わり，乾いてきたら洗い流します．クレイにはさまざまな種類があるため，顔への使用前には必ずパッチテストをしましょう．

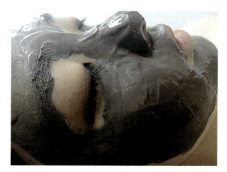

※写真のクレイは「ミロネクトン」を使用

 余りの石膏で♪　アロマストーン

歯科医院で余った石膏を，シリコンなどの型に流して固めます．固まったら型から外して，トレーや小皿に乗せて好きな精油を垂らせば，アロマストーンの完成です．真ん中に溝をつけると，香るカードホルダーとしても楽しめます．香りがなくなっても，何度でも精油を垂らして楽しめます．

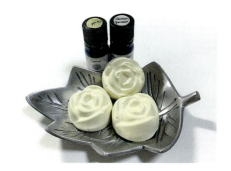

その他アロマクラフトレシピ

ハンガリアンウォーター
（p.24 参照）

- 容器（青色遮光ビン，30mL）
- 無水エタノール　　　　10mL
- 精油　ローズマリー　　2 滴
　　　　オレンジ　　　　2 滴
　　　　ペパーミント　　2 滴
- 芳香蒸留水　　　　　20mL

※化粧水，ヘアトニック，ヘアスプレーとして使用できます

スキンケアローション
（しっとり保湿ローション）

- 容器（茶色遮光瓶，30mL）
- グリセリン　　　　小さじ 1/2
- ミネラルウォーター　　30mL
- 精油　ラベンダー，ネロリ，
　　　　ローズ，イランイラン，
　　　　ゼラニウム，ローズマリー，サンダルウッドなど　　　　　　計 3 滴

マウスウォッシュ

- ポリ容器（100mL）
- ミネラルウォーター　100mL
- 精油　ティートリー　　1 滴
　　　　ペパーミント　　1 滴

※ 2 回分のレシピです

消毒用スプレー

- スプレー容器（100mL）
- 無水エタノール　　　　10mL
- 精油　レモン，ローズマリー，
　　　　オレンジ，ペパーミント，ユーカリなど
　　　　　　　　　　　　計 10 滴
- ミネラルウォーター　　40mL

▓▓ トリートメントオイル

....

- 容器（青色遮光瓶，10mL）
- 植物オイル（精製水でも可）10mL
- 精油　フェイシャルの場合　1 滴（0.5％）　　※冷蔵庫で保存し，3 週間
　　　　ボディの場合　　　　2 滴（1％）　　　　以内に使い切ります

⚠ アロマクラフト作成にあたっての注意 ⚠

①アロマクラフトは作成も使用も自己責任が原則です．ご紹介したレシピの濃度は，AEAJ の基準（0.5％，1％）に準じています．個人の肌などの状態により，精油の滴数は少なく調整してください

②肌質が弱く，アルコールが使用できない方は，無水エタノールをミネラルウォーターや精製水で代用できますが，使用期限が短くなります

③精油をプラスチック容器に直に滴下すると容器が溶けるため，アルコール＋精油＋……の順で，記載されている順番に従って作成します

④作成後は，作成した日付，精油の種類，滴数をラベルに記し，容器に貼りつけておきます（p.87 参照）．次回のブレンドの際の参考にしましょう

⑤夏場の保管は冷蔵庫がベストです

⑥使用前にはパッチテストを必ず行いましょう

⑦アロマクラフトで使用する石鹸素地や，容器などの材料は，インターネットなどで購入できます

漢方薬とアロマセラピー

　人類は600万年前に誕生しましたが，進化の歴史をさらに遡ると5億年前は魚類でした．いずれの時代も，自然のなかで生活していたことから，自然のものを利用できた生物だけが進化してきました．そういう意味では，人工的な化学物質ではなく，自然界に存在する物質により生命を維持してきたのです．アロマセラピーで用いる精油（以下，精油）と漢方薬は，おもに植物を材料としていることから，生命体を維持するのに有効な物質が多く含まれています．欧米では近年，これら自然界に存在する物質を利用した自然療法や自然医学（Natural medicine）の見直しが盛んに行われ，すでにアメリカでは13校の自然療法医学部が，カナダでも8校が設立され，自然療法医を養成しています．自然療法医は漢方薬や精油などのほか，運動療法や食事指導も治療に取り入れています．

　漢方薬や精油は，体質を考慮した使用法が基本になります．体力や体温に合った自然物質を身体に応用して症状や病気を改善させますが，おもな目的は自然治癒力を向上させることです．そのため，身体が正常な状態からどのような方向にずれているのかを判断することが大切で，東洋医学では，体力や体温の程度などを判断するのに，舌の所見や全身状態，問診を重要視します．アロマセラピーも同様の情報を参考にして，精油を選ぶことになります．

　漢方薬はいくつかの生薬を組み合わせた「多成分薬」といえます．たとえば代表的な生薬として「当帰」「芍薬」というものがあります．当帰（図1）には鎮静，鎮痙，鎮痛，体温下降，抗喘息，血管拡張，抗炎症，筋弛緩，抗ウイルス，免疫賦活などの薬理作用があります．また芍薬（図2）には鎮静，鎮痙，血管拡張，抗アレルギー，ホルモン調節，抗菌作用があります．この当帰と芍薬に，一定の割合で「川芎」「茯苓」「白朮」「沢瀉」などの生薬を加えた漢方薬を「当帰芍薬散」といい，更年期障害や月経異常，冷

え症，不妊などの女性特有の症状によく使われます．漢方薬は，このように生薬の組み合わせの比率を変えることで，よりよい効果が発現できるように発展してきました．

　また漢方薬は，長期間の服用でしか効果がないと思われていますが，本来は急性疾患に用いられていました．昔の人が，すぐに効かない薬効植物を服用していたとは考えにくく，すぐに効いていたからこそ服用していたのです．そのため，体質や症状に合った漢方薬であれば，10〜15分で効果が現れます．近年では，脳神経外科で，外科手術後の脳浮腫予防に五苓散という漢方薬が応用できることも知られてきました．西洋医療で用いられる利尿薬ではなく，漢方薬は自然治癒力を高めて正常に近づける作用がある点がメリットです．

　一方，単独の精油の薬理作用は明らかになってきており，たとえばラベンダーやゼラニウム，ネロリなどはリラックス反応を引き出すのに有効で，筋肉の鎮痛や体内の水分バランス改善にも効果的です．またイライラに対しては，漢方薬では抑肝散などが選択されますが，精油では同じような効果のあるベルガモット，ラベンダー，カモミール・ローマンを，香りの好みや効果に応じ，組み合わせて選択することもできます．漢方薬も精油も，植物の力を応用して自然治癒力を高め，身体の機能や状態を正常に近づけるという点では同じといえます．

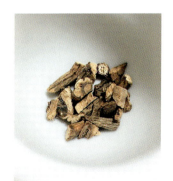
図1　当帰

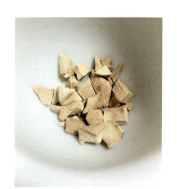
図2　芍薬

歯科臨床で使いやすい精油の効能一覧表

| 精油名 | 心と身体のトラブル | | | | | | | | スキンケア | | | デトックス | | | |
---	月経前症候群	頭痛	肩こり	むくみ	冷え	うつ	パニック障害	不眠	にきび	アトピー	美肌	肌	上半身	下半身	心
1 イランイラン	●					●	●				●				●
2 オレンジスイート		●	●		●	●	●	●				●	●	●	●
3 ジュニパー	●			●	●								●	●	
4 ゼラニウム	●		●	●		●	●		●	●	●	●	●	●	●
5 ティートリー									●	●	●				
6 ペパーミント	●	●	●									●	●	●	
7 ユーカリ	●														
8 ラベンダー	●	●				●	●	●	●	●	●	●	●	●	●
9 レモン	●	●	●	●	●	●			●			●	●	●	●
10 ローズマリー		●	●	●	●	●						●	●	●	
11 レモングラス			●			●			●					●	
12 カモミール・ローマン	●					●			●	●					
13 クラリセージ	●			●		●	●		●						
14 グレープフルーツ						●	●					●	●	●	
15 ベルガモット	●					●	●	●							●
16 サンダルウッド	●									●					●
17 スイートマジョラム	●	●	●					●							
18 ローズオットー	●					●					●				●

精油名	心と身体のトラブル								スキンケア			デトックス			
	月経前症候群	頭痛	肩こり	むくみ	冷え	うつ	パニック障害	不眠	にきび	アトピー	美肌	肌	上半身	下半身	心
19 ネロリ						●	●	●			●				●
20 フランキンセンス							●	●			●				
21 ローズアブソリュート	●					●					●				
22 パチュリ				●						●					
23 ベチバー						●	●		●			●			
24 サイプレス				●	●							●	●	●	
25 ベンゾイン						●	●	●				●			●
26 ミルラ						●									●
27 メリッサ	●		●	●	●	●	●				●				●
28 カモミール・ジャーマン	●					●			●	●					
29 ブラックペッパー			●	●									●	●	●
30 ジャスミン						●	●	●							
31 ローズウッド						●	●				●	●	●	●	
32 プチグレン	●					●	●	●			●				
33 シトロネラ	●		●	●	●				●			●		●	
34 マンダリン	●			●	●	●	●	●							
35 ライム						●	●		●			●	●	●	●
36 ニアウリ						●	●	●			●	●			●

活用しやすく，入手しやすい精油を紹介

精油の香りのイメージング

　以下の表に，それぞれの精油の香りをかいで浮かんだ「色」と「イメージ」，また「どんな気分になったか」を書き出し，好きな香りをみつけてみましょう．

精油名	色	イメージ・感覚	どんな気分になるか
1　イランイラン			
2　オレンジスイート			
3　ジュニパー			
4　ゼラニウム			
5　ティートリー			
6　ペパーミント			
7　ユーカリ			
8　ラベンダー			
9　レモン			
10　ローズマリー			
11　レモングラス			
12　カモミール・ローマン			
13　クラリセージ			
14　グレープフルーツ			

精油名	色	イメージ・感覚	どんな気分になるか
15 ベルガモット			
16 サンダルウッド			
17 スイートマジョラム			
18 ローズオットー			
19 ネロリ			
20 フランキンセンス			
21 ローズ アブソリュート			
22 パチュリ			
23 ベチバー			
24 サイプレス			
25 ベンゾイン			
26 ミルラ			
27 メリッサ			
28 カモミール・ ジャーマン			
29 ブラックペッパー			
30 ジャスミン			

AEAJで紹介されている一般的な精油 30 種類を紹介

臨床に一滴！ デンタルアロマセラピー

本書の参考文献

1) 川端一永：医師が認めたアロマセラピーの効力．河出書房新社，東京，2002．

2) シャーリー・プライス，レン・プライス：プロフェッショナルのためのアロマテラピー第3版．フレグランスジャーナル社，東京，2009．

3) 中村真理，柿木保明，北村知昭ほか：口腔周囲筋の緊張緩和とリラクセーションにおけるアロマテラピートリートメントの有効性について．アロマテラピー学雑誌，**11**（1）：17～24，2011．

4) 日本アロマ環境協会：アロマテラピー検定公式テキスト2級．日本アロマ環境協会，東京，2015．

5) 川端一永，田水智子，吉井友季子：臨床で使うメディカルアロマセラピー．メディカ出版，大阪，2000．

6) 日本アロマ環境協会：アロマテラピー検定公式テキスト1級．日本アロマ環境協会，東京，2015．

7) 吉田真理，藤本陽子，北村知昭ほか：歯科治療へのアロマセラピー応用と患者不安の変化に関する研究．九州歯科学会雑誌，**61**（4～5）：145～146，2007．

8) 吉田真理，矢野淳也，藤本陽子ほか：歯科衛生士による口腔衛生指導用クリティカルパス作成を目的とした口腔衛生指導回数とプラーク・コントロール・レコードの変化に関する検討．九州歯科学会雑誌，**59**（5），210～214，2005．

9) Yoshida M, Kitamura C, Konoo T, et al.：The Use of Aromatherapy in dental treatment and its effect on patients' anxiety. The 3rd Session of Health Psychology in Asia, 2007.

10) 吉田真理，北村知昭，藤本陽子ほか：歯科治療へのアロマセラピー応用が患者不安の改善に与える効果．アロマテラピー学雑誌，**9**（1）：47～54，2009．

11) 吉田真理，吉岡　泉，土生　学ほか：アロマセラピーを補完代替療法として用いた顎関節症の臨床的検討．心身医学，**49**（6）：701～701，2009．

12) 吉田真理，柿木保明，北村知昭ほか：アロマセラピーが歯科診療環境に与える影響．第24回日本歯科人間工学会・口と健康部会，2008．

13) 中村真理，柿木保明，北村知昭ほか：親子口腔ケアにおけるアロマテラピーの効果に関する研究．アロマテラピー学雑誌，**13**（1）：41～46，2013．

14) Yusuke Matsuzaki, Toshiyuki Tsujisawa, Tatsuji Nishihara, et al: Antifungal activity of chemotype essential oils from rosemary against Candida albicans. *Open Journal of Stomatology*, 3(2): 176-182, 2013.

15) 松崎友祐，辻澤利行，中村真理：20種類の精油における Candida albicans に対する抗真菌活性．アロマテラピー学雑誌，**15**（1）：78～87，2015．

16) 安珠：アロマテラピーとチーム医療．東京堂出版，東京，2006．

17) 林　伸光監修，ライブラ香りの学校編：アロマテラピーコンプリートブック（下巻）．BAB ジャパン，東京，2006．

18) 鳥居鎮夫，亀岡　弘，古賀良彦：アロマテラピー用語辞典．日本アロマ環境協会，東京，2008．

19) ルネ＝モーリス・ガットフォセ著，ロバート・ティスランド編著：ガットフォセの アロマテラピー．フレグランスジャーナル社，東京，2006．

20) 長島　司：ビジュアルガイド精油の化学．フレグランスジャーナル社，東京，2012．

21) ロドルフ・バルツ：フランス発　アロマセラピーバイブル．ガイアブックス（産調出版），東京，2004．

22) 堺　章：新訂　目でみるからだのメカニズム．医学書院，東京，2004．

23) ロザリンド・ウィドウソン：気を高めるヘッドマッサージ．ガイアブックス（産調出版），東京，2005．

24) 吉田真理，柿木保明：チャレンジ　学んで活かすアロマセラピー．デンタルハイジーン，**30**（2）：194〜198，2010．

25) 中村真理：臨床に一滴！　デンタルアロマセラピー講座．デンタルハイジーン，**35**（8〜12），2015．

26) 北村知昭，柿木保明，椎葉俊司：非歯原性疼痛へのアプローチ．医歯薬出版，2011．

27) 田沼久美子，益田律子，三枝英人：しくみと病気がわかるからだの事典．成美堂出版，東京，2006．

28) 吉田和市：徹底ガイド 口腔ケア Q&A—すべての医療従事者・介護者のために．総合医学社，東京，2009．

29) 高橋未哉子：口腔筋機能療法の実際—指導のポイントとその効果．クインテッセンス出版，1991．

30) 千葉栄一，新谷明喜：オーラルケアのためのアロマサイエンス．フレグランスジャーナル社，東京，2007．

31) 川端一永，吉井友季子：医師が教えるアロマセラピー．世界文化社，東京，2006．

32) グリーンフラスコ：アロマテラピーのすべてがわかる事典．ナツメ社，東京，2009．

33) 旭丘光志：統合医療の力．実業之日本社，東京，2007．

34) ダニエル・マードン：ダニエル・マードン式 アロマプレッシャー．扶桑社，東京，2008．

35) 佐々木　薫：アロマテラピー図鑑—オイルとハーブの基本がすべてわかる．主婦の友社，東京，2004．

36) 楢林佳津美：こんなときどうする？ アロマセラピーケアガイド．プラス出版，東京，2002．

37) 宮川明子：心と体をケアするアロマテラピー．日本文芸社，東京，2004．

38) ガブリエル・モージェイ：スピリットとアロマテラピー．フレグランスジャーナル社，東京，2000．

39) 川嶋　朗：ナースのための補完・代替療法の理解とケア．学習研究社，東京，2004．

40) 日本歯科医師会監修，向井美恵，角町正勝，佐藤　保ほか編著：チームで推進口腔ケア対策—在宅歯科医療の地域実践．生活福祉研究機構，東京，2014．

41) ワンダ・セラー：アロマテラピーのための84の精油．フレグランスジャーナル社，東京，1992．

42) 乙原優子：世界のハーブ手帖．日販アイ・ピー・エス，東京，2016．

43) 柿木保明：歯科漢方ポケットブック．永末書店，東京，2014.

44) 森戸光彦，植田耕一郎，柿木保明ほか：歯科衛生士講座 高齢者歯科学．永末書店，東京，2012.

45) 内田安信：患者の心理 歯科心身症をどう治療するか．デンタルダイヤモンド社，東京，1985.

46) 野口京子：新版 健康心理学．金子書房，東京，2006.

47) 白井幸子：看護にいかすカウンセリング―臨床に役立つさまざまなアプローチ．医学書院，東京，2004.

48) 内山喜久雄，上里一郎：新・看護心理学．ナカニシヤ出版，京都，1989.

49) 横山和仁：POMS 短縮版 手引と事例解説．金子書房，東京，2006.

50) James H. Clay，David M. Pounds：改訂版 クリニカルマッサージ．医道の日本社，神奈川，2009.

51) 日本アロマ環境協会：アロマテラピーアドバイザー・アロマテラピーインストラクター・アロマセラピスト資格マニュアル．日本アロマ環境協会，東京，2017.

52) 斎藤郁子，松田智子，柿木保明編：保健医療福祉地域総合研究事業 歯科衛生士による長期療養患者の口腔ケアの効果に関する調査研究．平成 9 年度研究報告書，1998.

53) 中村真理：高齢者の体を理解し，多職種と連携して口腔ケアに取り組む．SUNSTAR 歯ッピースマイルクラブ，20：4 ～ 7，2014.

54) 有藤文香：中医アロマセラピー家庭の医学書．池田書店，東京，2008.

55) 薬日本堂，謝彦：漢方マッサージでからだをリセット．ナツメ社，東京，2006.

56) 中村真理：意識障害・認知症患者への口腔ケアと口腔リハビリテーション．日本訪問歯科協会，東京，2017.

57) 柿木保明：患者さんの状態に応じた適切な口腔ケア・口腔リハビリテーション．日本訪問歯科協会，東京，2017.

コラムの参考文献

1) 平井一弘：症例報告．日本アロマセラピー学会総会，2004.

2) マイケル・T. マレイ監修，Jr.，ジョゼフ・E. ピゾルノ原著：自然療法〈1〉基本・診断・療法．2004，418 ～ 425.

3) 木村有希，綱分信二，谷口美也子ほか：アルツハイマー病患者に対するアロマセラピーの有用性．日本認知症学会誌，19（1）：77 ～ 85，2005.

4) 神保太樹，浦上克哉：高度アルツハイマー病患者に対するアロマテラピーの有用性．日本アロマテラピー学会誌，7（1）：43 ～ 48，2008.

5) 認知症ネット「認知症・MCI の基礎知識」：https://info.ninchisho.net/mci/k30

6) 厚生労働省「第 117 回社会保障審議会介護給付費分科会資料」：http://www.mhlw.go.jp/stf/shingi2/0000069375.html

INDEX
さくいん

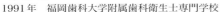

【編著者略歴】

中村真理（なかむらまり）

1991年　福岡歯科大学附属歯科衛生士専門学校
　　　　（現：福岡医療短期大学歯科衛生学科）卒業
1991年　九州歯科大学附属病院
2009年　福岡医療福祉大学 人間社会福祉学部社会福祉学科修了
2011年　特定医療法人北九州病院 北九州八幡東病院 口腔管理室主任
2016年〜北九州市立医療センター 歯科 歯科衛生士長

柿木保明（かきのきやすあき）

1980年　九州歯科大学卒業
1980年　産業医科大学附属病院 歯科口腔外科
1981年　国立療養所南福岡病院（現：独立行政法人国立病院機構 福岡病院）
1998年　同病院 歯科医長
2005年〜九州歯科大学歯学部歯学科 摂食機能リハビリテーション学分野
　　　　（現：老年障害者歯科学分野）教授

臨床に一滴！
デンタルアロマセラピー　　　　　ISBN978-4-263-46316-1

2017年9月20日　第1版第1刷発行

監　修　日本デンタルアロマ
　　　　セラピー協会

編　著　中　村　真　理
　　　　柿　木　保　明

発行者　白　石　泰　夫

発行所　**医歯薬出版株式会社**

〒113-8612　東京都文京区本駒込1-7-10
TEL.（03）5395-7636（編集）・7630（販売）
FAX.（03）5395-7639（編集）・7633（販売）
http://www.ishiyaku.co.jp/
郵便振替番号 00190-5-13816

乱丁, 落丁の際はお取り替えいたします.　　　　　印刷・真興社／製本・愛千製本所
　　　　　© Ishiyaku Publishers, Inc., 2017.　Printed in Japan